DES INDICATIONS

DE LA DIGITALE

DANS LES

MALADIES DU CŒUR

PAR

ALPHONSE BLOCH
DOCTEUR EN MÉDECINE
Ancien externe des hôpitaux civils de Nancy

NANCY
IMPRIMERIE NANCÉIENNE, 1, RUE DE LA PÉPINIÈRE

1879

DES INDICATIONS

DE LA DIGITALE

DANS LES

MALADIES DU CŒUR

PAR

ALPHONSE BLOCH

DOCTEUR EN MÉDECINE

Ancien externe des hôpitaux civils de Nancy

NANCY

IMPRIMERIE NANCÉIENNE, 1, RUE DE LA PÉPINIÈRE

1879

DES
INDICATIONS DE LA DIGITALE
DANS LES
MALADIES DU CŒUR

AVANT-PROPOS

Pendant notre externat dans le service de M. le professeur Bernheim, et pendant notre séjour dans les hôpitaux militaires de Paris et de Versailles, nous avons pu étudier un assez grand nombre de maladies du cœur, et suivre pour ainsi dire pas à pas les différents résultats obtenus par la digitale dans le traitement de ces affections.

Depuis sept ans que nous voyons administrer ce médicament, nous avons eu maintes fois l'occasion de vérifier la réalité et l'exactitude des faits décrits dans les leçons de clinique médicale de notre savant maître. Nous avons pu nous convaincre que cette médication ne jouit d'une efficacité réelle que dans certains cas où il s'agit de relever l'action du cœur et d'augmenter son travail, et que c'est là l'utilité thérapeutique que le médecin praticien doit attendre de son application dans les affections cardiaques.

Une discussion récente de M. le professeur Teissier, de Lyon, sur les indications de la digitale dans ce groupe de maladies, prouve que le dernier mot de la science sur ce sujet n'est pas encore dit. L'auteur, en s'appuyant sur des observations nombreuses recueillies dans son service, arrive à préconiser la digitale dans tous les états pathologiques du cœur et n'en proscrit l'emploi que dans « le ralentissement extrême du pouls, l'intolérance des voies digestives et l'asthénie agonique. »

Ce travail a de nouveau attiré notre attention sur ce point de la thérapeutique. Nous n'avons pu nous résoudre à considérer la digitale comme la panacée unique et essentielle des affections du cœur quelles qu'elles soient. Nous avons consulté nos souvenirs, et nous avons eu la bonne fortune de découvrir quelques observations typiques où l'action de la digitale est incontestable, d'autres où elle a été douteuse, d'autres enfin où elle est restée absolument inefficace.

D'autre part, nous avons observé tous les malades du service atteints d'affections du cœur primitives ou secondaires. Nous avons pu assister à l'évolution de la plupart des maladies dont nous rapportons l'histoire.

Les observations qui nous sont personnelles sont accompagnées de tracés sphygmographiques pris par nous-même avec le plus grand soin, avant et après l'administration de ce médicament.

C'est sur la discussion des données que nous a fournies la clinique, que nous nous sommes basé pour préciser l'action de la digitale et l'opportunité de son emploi dans les maladies du cœur.

Si nous avons pu surmonter les difficultés qui se sont présentées à nous, c'est grâce aux leçons cliniques et aux conseils de notre honoré maître, M. le professeur Bernheim, qui s'est intéressé d'une façon toute particulière à nos recherches et a mis à notre disposition avec sa bienveillance habituelle et bien connue les ressources de sa bibliothèque.

Nous le prions de vouloir bien agréer le témoignage public de notre profonde reconnaissance.

Nous avons également à cœur de remercier M. le professeur agrégé Spillmann, qui a bien voulu nous transmettre quelques documents qui nous ont été d'un grand secours pour la confection de cette dissertation inaugurale.

DIVISION DU SUJET

Nous avons ainsi divisé notre travail :

CHAPITRE I. — Historique.

CHAPITRE II. — Des indications de la digitale.

CHAPITRE III. — Des contre-indications de la digitale. — Cas où la digitale n'agit pas.

CHAPITRE IV. — Modes d'administration et doses.

CHAPITRE V. — Conclusions générales.

CHAPITRE I

HISTORIQUE

La digitale a été décrite pour la première fois par Léonard Fuchsius *(De historia stirpium commentarii*, 1535*)*.

En 1621, G. Nivert, de Sens, dans un tout petit ouvrage intitulé : « *Discours de l'hydropisie, des causes d'icelle : quelle est la guarissable et quelle est celle qui ne guarit jamais* », parle des propriétés merveilleuses d'une plante employée souvent en infusion et qui selon toutes probabilités est la digitale.

Dans la seconde moitié du XVIIe siècle (1666), Pierre Borel, de Castres, présente la digitale comme produisant les mêmes effets que les amers en général et la gentiane en particulier : « *Adstringit et exsiccat; decoctum ejus oris ulcera curat mirifice, aliaque ulcera. Est amara calida et sicca, et uno verbo vires habet gentianæ.* »

Plus tard (1689), De Meun prétend qu'elle n'est plus employée en médecine et qu'elle sert seulement de plante d'ornement. Au XVIIIe siècle, dans l'histoire des plantes suisses d'Albert de Haller, traduite du latin, à Berne (1791), la digitale est considérée comme vomitive, purgative et nauséeuse. Cependant le traducteur dit : « Elle n'est point connue parmi nous et m'est suspecte. »

Après cette longue période d'hésitation et d'incertitude sur les propriétés et l'usage de la digitale paraît un homme qui par la multiplicité, la persévérance et la sagacité de ses expériences sur l'emploi de cette plante, nous en révèle à la fin du XVIIIe siècle (1779) la valeur et les propriétés physiologiques et thérapeutiques. Cet homme c'est Withering qui commença à la prescrire à l'hôpital de Birmingham en 1775.

Il résuma les résultats de ses travaux et présenta dès 1779 à la Société de médecine d'Édimbourg une étude et un rapport sur 163 expériences personnelles. Le crédit de l'auteur, sa haute notoriété comme praticien, donnèrent dès lors une grande vogue à la digitale.

Presque en même temps, Cullen, ami de Withering, signala l'action sédative qu'elle exerce sur le grand appareil de la circulation et principalement sur le cœur dont elle ralentit singulièrement les mouvements.

Mais l'œuvre vraiment magistrale sur l'emploi et les propriétés de la digitale, c'est l'ouvrage publié par Withering en 1785 et qui a pour titre : « *On account of the Foxglowe, William Withering, Birmingham*, MDCCLXXXV. » (Histoire de la digitale, par William Withering, Birmingham, 1785).

« Je suis disposé, dit l'auteur, à croire que la digitale doit être donnée pour chasser une hydropisie, jusqu'à ce que l'urine revienne, et qu'on doit en cesser l'emploi dès que les nausées paraissent ou que les effets purgatifs ont lieu. Le malade pourra boire librement, pendant l'action du médicament, ce qu'il désire et autant qu'il a soif. »

La digitale dès lors est donnée contre les palpitations en général, comme diminuant l'activité du cœur.

Puis les expérimentateurs se mettent à l'œuvre : Kinglade, Schwilgué et Bidault de Villiers remarquent que les battements du cœur, tout en étant ralentis, jouissent d'une énergie plus grande.

Jœrg observe une sorte d'excitation générale, à la suite de laquelle il se produit de l'accélération et de la faiblesse des battements du cœur.

Sanders conclut d'après ses expériences que la digitale augmente toujours, à n'importe quelle dose, la force et la fréquence du pouls.

Stannius, en 1850, empoisonna des chiens et des chats avec la digitale : quand la dose n'est pas rapidement toxique, il y a des nausées, des vomissements, et plus tard des convulsions, et le pouls devient intermittent. Quand la dose est plus forte, il y a des convulsions sans vomissements et une mort rapide.

Traube a fait avec le soin le plus minutieux une trentaine d'expériences qu'il a divisées en trois groupes : dans le premier, il injecte de l'infusion de digitale jusqu'à ce qu'il y ait paralysie du système nerveux modérateur du cœur ; dans la seconde série, il injecte la digitale, puis lorsque les contractions du cœur sont ralenties, il fait la section des deux nerfs vagues ; enfin, dans le troisième groupe, il sectionne immédiatement les pneumogastriques, et fait ensuite l'injection.

A la suite de ses expériences, le professeur de Berlin établit que la digitale agit sur la moelle allongée, dont l'action est transmise au cœur par les nerfs vagues. Suivant cet expérimentateur, la digitale 1° excite et plus tard paralyse le système nerveux modérateur du cœur ; 2° elle excite et plus tard paralyse le système nerveux vaso-moteur ; 3° elle paralyse le muscle cardiaque. Sous l'influence de ce médicament, il se produit un ralentissement notable du pouls, une augmentation de la tension artérielle et un renforcement des contractions cardiaques.

MM. Legroux, Hirtz et Gubler pensent que la digitale agit exclusivement sur le grand sympathique, en excitant les vaso-moteurs.

M. Lombard, dans sa dissertation inaugurale (*Influence de la digitale sur la température, le pouls, la tension artérielle et la respiration*, Nancy, 1876), s'appuyant sur des expériences conduites du reste avec beaucoup de soin, arrive à conclure que la digitale ralentit primitivement le pouls, en même temps qu'elle abaisse la tension artérielle.

Enfin, suivant Wood (*Clinical lecture on the ure of digitalis in diseases of the heart*), la digitale agit de 4 manières différentes sur l'appareil circulatoire : 1° en stimulant l'appareil d'arrêt du cœur : le pouls est ralenti, la diastole est prolongée, le ventricule se remplit plus facilement de sang ; 2° en stimulant le muscle cardiaque et ses ganglions : l'énergie du cœur est augmentée, le pouls est plus ample et plus plein ; 3° en produisant une excitation des centres vaso-moteurs, et en provoquant par suite des contractions artérielles ; 4° dans certaines conditions pathologiques, la digitale peut être considérée comme un tonique du cœur en favorisant la nutrition du muscle cardiaque.

Passons maintenant aux cliniciens qui ont étudié la digitale dans ses applications thérapeutiques.

Les uns préconisent l'emploi de ce médicament dans les affections où il y a suractivité cardiaque : pour eux, la digitale diminue le travail du cœur. Ainsi Bouillaud la considère comme l'opium du cœur, et il l'indique dans l'hypertrophie. Trousseau dit que l'action sédative de la digitale est surtout marquée quand les palpitations dépendent d'une affection organique du cœur. Comme Bouillaud, Grisolle la conseille dans l'hypertrophie.

D'autres cliniciens pensent au contraire que la digitale a pour effet de renforcer l'action du cœur. Beau la regarde comme le quinquina de cet organe. MM. Ferrand (*Bulletin de thérapeutique*, 1865), Niemeyer, Jaccoud, la recommandent quand l'énergie cardiaque et la pression artérielle sont abaissées et la contre-indiquent quand l'énergie du cœur et la pression artérielle sont accrues. Rabuteau est du même avis : toutefois il s'élève contre son emploi, quand on n'est pas en présence d'une affection valvulaire simple. Gubler vante la digitale dans les maladies organiques du cœur, où domine l'amyosthénie cardiaque. Hirtz la donne dans l'hypertrophie, « lorsque les pulsations sont énergiques, souvent irrégulières, et qu'on remarque des congestions actives vers la tête, de fréquentes palpitations, un pouls rapide, de l'oppression et de légères hémoptysies. Mais lorsque le cœur énormément hypertrophié de parois et de capacité n'a plus que des battements sourds, quand la face cyanosée, le pouls filiforme, les extrémités froides prouvent que le sang artériel est carbonisé, que l'innervation et la calorification sont à leur minimum, la digitale ne doit pas être administrée, car elle peut amener une syncope mortelle. » MM. Potain et Rendu déclarent que la digitale est surtout efficace dans les maladies valvulaires : elle vient en aide au muscle cardiaque, dont elle renforce les battements tout en les ralentissant. D'après M. Dujardin-Beaumetz ce médicament ne convient que dans les maladies du cœur qui ne sont pas compensées. M. Germain Sée la recommande dans les affections du cœur, toutes les fois que « le cœur devient impuissant à surmonter les obstacles qui s'opposent à la circulation. »

Un troisième groupe d'observateurs administrent la digitale dans presque tous les cas. Ainsi Fonssagrives (*Traité de thérapeutique appliquée*, 1878, t. I, p. 332) préconise cette médication dans les maladies hypersystoliques du cœur, où elle a la propriété de diminuer la quantité *superflue* de travail cardiaque, et dans les maladies asystoliques où elle économise une partie du travail *perdu*. Aux yeux de M. Teissier (de Lyon) la digitale est un médicament qui s'adapte merveilleusement à tous les états pathologiques du cœur, et elle ne lui paraît contre-indiquée que par « le ralentissement extrême du pouls, l'intolérance des voies digestives et l'asthénie agonique. »

CHAPITRE II

DES INDICATIONS DE LA DIGITALE

Nous avons vu dans le chapitre précédent qu'entre les auteurs qui ont expérimenté la digitale sur les animaux, il y a bien des divergences d'opinions. D'où viennent ces contradictions ? La différence qui se montre dans la sensibilité individuelle, l'action tout opposée qu'exerce sur le cœur la digitale, suivant la dose et suivant le mode d'administration, les conditions le plus souvent défectueuses dans lesquelles se sont placés les expérimentateurs, sont autant de causes qui ont influé sur les effets obtenus. Peut-on, en effet, comparer les phénomènes qu'on observe en injectant de la digitale dans les veines d'un animal, dont tous les organes sont dans un état parfait de fonctionnement à ceux qu'on remarque en administrant ce médicament à un homme dont le cœur est malade ? Nous ne le pensons pas. Qu'un homme bien portant prenne du sulfate de quinine, sa température sera à peine influencée ; que dans le cours d'une affection fébrile il prenne le même médicament, sa température sera abaissée de 3 ou 4 degrés. D'ailleurs, si dans l'exemple que nous avons choisi, la température physiologique était modifiée de quelques degrés, la mort en serait la conséquence inévitable, et la même dose qui, dans un accès de fièvre, même très-violent, produirait une amélioration sensible, tuerait en amenant la température physiologique bien au-dessous de la normale. Il en est de même de la digitale : les effets que l'on en obtient à l'état physiologique ne doivent pas être assimilés à ceux que l'on observe, quand l'intégrité de fonctionnement des organes n'existe plus. Il est incontestable que la digitale agit d'une tout autre façon sur un cœur affaibli que sur un cœur normal. D'autre part, l'irritation produite chez l'animal par la blessure de la paroi vasculaire, ne peut-elle pas entrer en ligne de compte ? La réaction fébrile qui accompagne toute espèce de traumatisme ne doit-elle pas modifier l'action de la digitale, en atténuer ou en exagérer les effets ?

Les indications thérapeutiques du médicament qui nous occupe ne peuvent donc et ne doivent être élucidées que par l'observation clinique.

Or, comme nous l'avons vu, les cliniciens eux-mêmes ne sont pas d'accord : les uns préconisent la digitale dans l'hyperkinésie du cœur, les autres la donnent contre l'asystolie ; enfin M. Teissier l'administre dans tous les cas. Cette dernière opinion, appuyée peut-être par M. Gubler, est certainement trop exclusive : si la digitale s'adapte merveilleusement à certains états pathologiques du cœur, il en est d'autres où l'expérience clinique nous a prouvé que non-seulement elle n'agit pas, mais qu'elle peut quelquefois amener des accidents graves et même la mort.

D'ailleurs, si M. Teissier a obtenu de si bons résultats en administrant la digitale à ses malades, c'est parce que dans les affections cardiaques qui donnent lieu à des troubles fonctionnels, il y a toujours diminution du travail du cœur. Nous dirons, en effet, avec M. le professeur Bernheim (*Leçons de clinique médicale*) que « l'hypertrophie simple du cœur (voir obs. V et VI) peut, sans obstacle d'orifice et sans dégénérescence graisseuse, donner lieu à un affaiblissement de la systole, d'où diminution de tension artérielle, accroissement de tension veineuse et ses conséquences, œdème, oppression, etc. C'est à tort que l'on conteste le fait, et qu'on s'imagine que toujours l'hypertrophie du cœur accélère la circulation, que la stase veineuse et l'asystolie dans le cours d'une hypertrophie cardiaque sont l'indice de la dégénérescence du muscle hypertrophié. Si l'hypertrophie du cœur est compensatrice dans certains cas, elle ne l'est pas toujours ; car, normalement, le volume et la puissance contractile du cœur sont calculés sur les résistances à vaincre dans le courant circulatoire ; si la résistance augmente, sans que la force du cœur s'acccoisse dans la même proportion, ou si la contraction cardiaque devient plus forte sans que ce renforcement soit justifié par une augmentation des résistances, l'équilibre n'existe plus dans les conditions dynamiques de la circulation ; les tissus de l'organisme, le système nerveux en général, celui du cœur lui-même, n'ont plus le mode de circulation approprié à leur nutrition et à leur irritabilité fonctionnelle ; on conçoit qu'il peut en résulter une irrégularité dans la contraction rhythmique du cœur. »

Nous admettons donc parfaitement les résultats obtenus par M. Teissier ; c'est l'explication qu'il en donne que nous contestons.

La digitale est, en effet, surtout indiquée dans cet ensemble symptomatique que Beau a appelé *asystolie*, alors qu'il s'agit de relever l'action du cœur, et elle convient particulièrement et principalement dans cet état fréquent de faiblesse du cœur, décrit par Stokes sous le nom de weaked heart.

Mais à quels symptômes peut-on reconnaître cet affaiblissement cardiaque ?

Si le choc du cœur est faible, si les bruits sont sourds, tumultueux, irréguliers, le travail efficace du cœur peut être amoindri, l'affaiblissement cardiaque peut exister. Mais la réciproque est-elle vraie ? Nous ne le pensons pas ; l'on peut très-bien constater des battements violents, quoique le cœur soit affaibli. En effet, chez bon nombre de sujets, les battements de cet organe sont fort irréguliers. Ils peuvent varier à chaque instant aussi bien en intensité qu'en rhythme. Parfois, il se produit une série de contractions très-fortes qui sont brusquement suivies de contractions faibles, si faibles qu'elles peuvent échapper à l'observateur, lequel alors est tenté de croire à une augmentation du travail du cœur. Et quand même on observerait longuement et minutieusement, en présence de ces variations à l'infini, il devient impossible de prendre une moyenne, et par suite de rien induire.

Si l'on a affaire à un sujet anémié, par suite d'hémorrhagies multiples, le cœur donne des indications plus fausses encore : d'abord, le système nerveux du malade est d'une irritabilité extrême, son sensorium grossit toutes les impressions : il s'imaginera sentir de violents battements de cœur, tandis qu'en réalité ils sont faibles.

Si, le témoignage du malade écarté, on a recours à l'auscultation, on n'est que plus exposé à se tromper. Le travail du cœur est diminué ; car la masse du sang étant appauvrie, le cœur a un moindre effort à produire pour projeter l'ondée sanguine dans le système artériel. Cependant en raison même de la déperdition du sang, le cœur ne rencontrant point d'obstacles devant lui, se contracte rapidement ; l'ondée sanguine reçoit une forte impulsion, sa course à travers les vaisseaux s'effectue sans entraves, et elle est bien vite revenue au cœur. Alors les contractions sont fréquentes et les palpitations semblent très-actives. Ainsi la facilitation du travail en a simulé l'augmentation. Des chocs violents et de fortes palpitations peuvent donc parfaitement coexister avec l'affaiblissement cardiaque.

Passons à l'étude du pouls. S'il est vrai qu'un pouls petit, faible, irrégulier, dépressible indique un affaiblissement cardiaque, il ne s'ensuit pas qu'un pouls ample exprime un accroissement de ce travail. Le pouls ne marque pas le travail du cœur, il ne figure pas la tension artérielle, et c'est en quoi notre façon de voir diffère essentiellement de celle de M. le professeur Teissier, le pouls marque simplement la différence de tension entre la systole et la diastole : or, il ne peut venir à l'idée de personne que cette différence représente la tension artérielle moyenne. Les indications fournies par le pouls sont d'ailleurs aussi sujettes à caution que celles du cœur. Comme cet organe, il est soumis à des irrégularités de rhythme et d'amplitude. Souvent de fortes pulsations sont suivies de pulsations peu perceptibles, imperceptibles même. Nous avons constaté l'existence de ce phénomène en comptant le pouls en même temps aux deux artères radiales. Il nous est arrivé maintes fois de trouver une différence entre le nombre des pulsations des deux côtés, et en comptant simultanément les battements du cœur nous trouvions un troisième nombre différent des premiers. Et comme en réalité ces nombres sont les mêmes, on peut en conclure qu'il y a des pulsations imperceptibles. Du reste on peut très-bien en expliquer l'existence ; supposons qu'il existe une induration du tissu artériel, la pulsation correspondante à une faible contraction du cœur peut ne pas être sensible ; si cette induration s'étend inégalement aux deux artères radiales, il est possible que par suite de la différence de calibre des deux vaisseaux on perçoive le pouls dans l'un et qu'il échappe dans l'autre.

En présence de ces variations on ne peut prendre la moyenne des pulsations. En outre, chez les anémiques, bien que le travail cardiaque soit amoindri, nous avons vu que l'ondée sanguine reçoit une impulsion considérable ; alors elle distend fortement l'artère. Grâce à la grande puissance de projection et à l'absence de tout obstacle, l'ondée fuit tout entière et pendant la systole l'artère se vide presque complétement. D'où une grande différence de tension entre les périodes systolique et diastolique et par suite un pouls très ample. Dans l'observation n° XV où nous rapportons l'histoire d'un malade atteint d'insuffisance aortique, malgré l'affaiblissement cardiaque qui a persisté, le pouls est demeuré ample. Ici encore la facilitation du travail en simule l'augmentation.

M. Teissier présente à l'appui de ses conclusions une série de tracés dont nous extrayons les deux suivants (tracés nos 1 et 2), pris avant et après l'administration de la digitale, chez un malade affecté d'athérome de l'aorte avec léger rétrécissement aortique et notable hypertrophie du cœur.

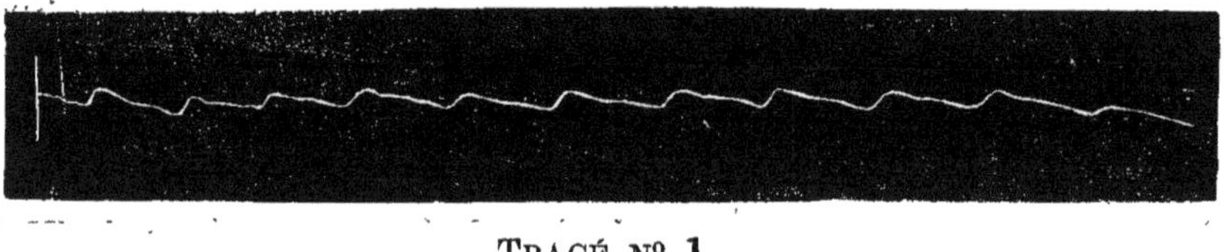

TRACÉ N° 1.

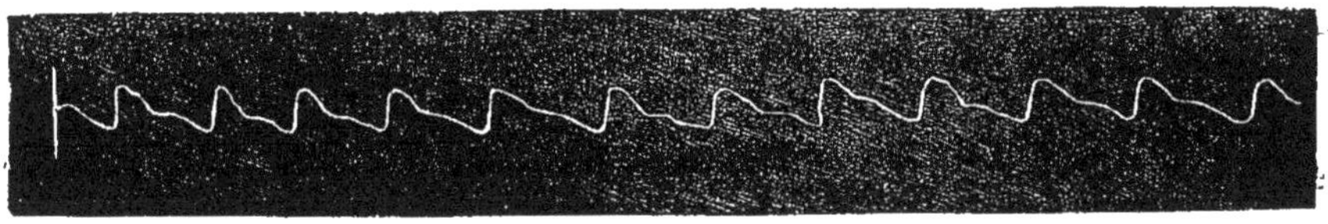

TRACÉ N° 2.

D'après l'auteur, le tracé n° 1 indique une forte tension du ventricule gauche, le tracé n° 2 indique que la tension du pouls est diminuée. Ainsi, suivant M. Teissier, quand la tension est faible, la digitale l'augmente, quand elle est forte, celle-ci la diminue. Or le pouls, comme l'a parfaitement démontré M. le professeur Bernheim (loc. cit.) ne donne pas la tension moyenne du sang. « Si la tension artérielle est faible, dit cet éminent clinicien, les ondées arrivent petites, soulevant peu la paroi artérielle : elles sont inégales. Quand la tension artérielle est augmentée, les ondées arrivent plus fortes et soulèvent davantage la paroi artérielle ; la digitale peut donc relever la tension artérielle, en augmentant l'amplitude du pouls, comme elle peut la relever en diminuant cette amplitude. En effet, cette ampleur ne dépend pas seulement de la quantité de sang lancé dans l'aorte à chaque systole, mais aussi de l'état de réplétion moyenne du système artériel, ainsi que des conditions d'élasticité physique et de tonicité musculaire de la paroi. Le sphygmographe ne donne donc que des indications qui doivent pour chaque tracé être interprétées spécialement. »

D'autre part, il peut se faire, comme le fait également remarquer M. le professeur Bernhein, que dans l'insuffisance aortique par exemple, le tension moyenne soit souvent très-faible, parce que le sang reflue pendant la diastole artérielle vers le cœur, et annihile ainsi une partie du travail de cet organe. Mais les différences de tension maxima et minima diastolique et systolique sont très grandes, car pendant sa systole, l'artère se vidant dans les deux sens, sa tension est fortement abaissée ; pendant la diastole suivante, l'artère relâchée reçoit, grâce à l'hypertrophie du cœur, une forte ondée qui la distend. De là résultent des excursions considérables de la paroi artérielle, bien que la tension moyenne puisse être très-faible. Et, si chez notre malade (obs. n° I), il existait un pouls ample, des palpitations violentes, des battements artériels visibles à l'œil nu, en un mot tous les signes de la pléthore artérielle, d'autres symptômes coexistaient : la congestion pulmonaire, l'œdème des extrémités, la faible quantité des urines dont la densité était remarquablement accrue, symptômes qui ne pouvaient laisser aucun doute sur la diminution du travail efficace du cœur.

Quand le cœur a perdu de sa force, on observe des stases dans le système veineux : l'ondée sanguine qui a déjà dépensé une partie de sa force vive à dilater les parois artérielles éprouve encore une autre perte dans le frottement qu'elle subit contre ces mêmes parois ; sa vitesse diminue donc au fur et à mesure qu'elle s'éloigne du point de départ. Comme, à l'état normal, aux points extrêmes (capillaires, veines dilatables) il ne lui reste de son impulsion primitive que juste ce qu'il lui faut pour les franchir ; quand le travail du cœur sera affaibli, quand la force de projection sera amoindrie, l'ondée se ralentira dans sa course et la stase veineuse sera produite. Il s'ensuivra de la congestion, puis de l'œdème, de l'anasarque, et finalement de la cyanose.

Ces signes peuvent-ils seuls servir pour contrôler l'action de la digitale? Tel n'est pas notre avis ; car ils ont le grave inconvénient d'exister, ou pour être plus exact, de persister malgré un travail normal du cœur. En effet, si les stases sanguines se prolongent, si elles se répètent fréquemment, elles amèneront des altérations dans le tissu des organes où elles se sont produites. Si, par exemple, elles ont lieu dans le poumon, dans le foie ou dans le rein, elles peuvent occasionner dans ces viscères des désordres capables de produire précisément les troubles qui sont le partage de l'affaiblissement cardiaque, en sorte que, même après la guérison de l'affection cardiaque, l'œdème, la cyanose peuvent persister. Or, il est difficile de voir dans ces accidents, quelle est au juste la part qui revient au cœur, et quelle est celle qui doit être attribuée aux autres viscères.

Arrivons enfin à la fonction physiologique directement soumise à la pression du sang, nous voulons parler de la sécrétion urinaire. Quelle que soit la théorie à laquelle les physiologistes se rallient, tous s'accordent à dire que l'urine est produite par la filtration du sérum du sang à travers les glomérules du rein. Or, si cette filtration est entravée par suite d'un changement dans la tension artérielle du sang rénal, des modifications quantitatives et qualitatives surviennent dans les urines. Plus la pression artérielle sera forte, plus la filtration sera abondante, plus la diurèse sera augmentée. Dans l'affaiblissement cardiaque, le sang arrive dans le rein en moindre quantité et avec une tension plus faible, et comme cette diminution a lieu surtout au point de vue des parties aqueuses, l'urine contient proportionnellement plus de matières colorantes et plus de matières solides. En un mot, quand le travail du cœur est diminué, les urines deviennent rares, et leur densité augmente. Comme les urates ne sont solubles que dans un excès d'eau, ils précipitent dans l'urine cardiaque; de là l'urine jumenteuse.

Tel est l'ensemble symptomatique qui se présente dans l'affaiblissement cardiaque.

Les indications fournies par les urines sont donc très précieuses : toutefois il y a des cas où la tension artérielle est assez faible, et où les urines sont cependant claires et abondantes. Ce fait s'observe notamment dans la polyurie nerveuse par suite de la dilatation vaso-motrice des vaisseaux du rein. D'autre part la tension artérielle peut être forte, et les urines restent néanmoins parcimonieuses, lorsqu'à la stase veineuse chronique qui existe dans le rein est liée une néphrite parenchymateuse concomitante (Observ. n° XI). Enfin la tension artérielle peut être faible, les urines peuvent être rares, et néanmoins la densité de celles-ci est peu élevée : c'est ce qui arrive dans les derniers temps de la vie, quand le malade prend fort peu de nourriture, quand il y a dénutrition générale de l'organisme ; c'est ce qui a encore lieu quand les organes hématopoïétiques ont subi la dégénérescence graisseuse ; on sait en effet aujourd'hui que le foie préside à la fabrication de l'urée et de l'acide urique, or, ces produits ne se formant plus, il en résultera naturellement des urines peu denses (Obs. XII et XIII).

On voit que dans chaque cas il faut une étude spéciale, que dans chaque cas il faut tenir compte de tous les symptômes, de l'état du pouls, des urines, du système nerveux en général, de l'état des viscères, et ne conclure qu'à l'aide de toutes ces données à la diminution du travail du cœur.

Ces principes ressortiront plus nettement des observations qui vont suivre, observations que nous aurions pu multiplier, si nous n'avions craint de rendre ce travail trop volumineux.

OBSERVATION I

(Service de M. le professeur Bernheim).

Insuffisance aortique. — Phénomènes de congestion pulmonaire et asystolie disparaissant à deux reprises sous l'influence de la digitale. — Double épanchement pleurétique.

Kuny (Jean-Nicolas), forgeron, âgé de 67 ans, constitution forte et robuste, n'a jamais eu de rhumatisme articulaire. Dit avoir fait des excès alcooliques. Pas d'antécédents héréditaires. Depuis deux ans, accès d'oppression légers, survenant de temps en temps, mais n'empêchant pas le malade de se livrer à ses occupations. N'a jamais eu de palpitations, ni d'œdème. Subit une première attaque d'asystolie le 19 octobre 1878. Notre ami et confrère le Dr Émile Lévy, appelé à le soigner en ville, constate l'état suivant :

Oppression intense existant depuis 4 à 5 jours. Le malade a passé la nuit sur une chaise ; il est anxieux, il croit qu'il va mourir ; il peut à peine articuler des sons ; sa parole est entrecoupée. Sibilances généralisées dans les deux poumons ; râles trachéaux, toux suivie d'une expectoration muqueuse peu abondante. Œdème des malléoles depuis quelques jours. Bruits du cœur tumultueux, obscurs à la pointe. Bruit de souffle diastolique à la base. Pouls assez régulier, 80. Les urines n'ont pu être examinées, mais d'après les renseignements communiqués par la famille, elles sont rouges, épaisses et peu abondantes. Le Dr Lévy diagnostique : insuffisance aortique, sans tenir compte des symptômes pulmonaires, et prescrit : infusion d'herbe de digitale, 0,50.

20 octobre. — Légère amélioration, moins d'oppression, mais l'œdème des extrémités inférieures persiste. Infusion d'herbe de digitale, 0,50.

21 octobre. — Les symptômes s'amendent : on entend très-distinctement un bruit de souffle systolique et un bruit de souffle diastolique à la base. Moins d'œdème. Pouls plus fort. Infusion de digitale, 0,50.

22 octobre. — Plus de sibilances, plus de râles trachéaux, l'oppression a complétement disparu. Suppression de la digitale.

A partir de ce moment, le malade ne prend plus que des infusions fréquentes de café noir. On prescrit au malade le repos et le changement de profession. Il reste quelques jours chez lui dans un état de santé satisfaisant, et reprend son travail pendant 9 à 10 jours.

9 novembre. — Le malade mande de nouveau le Dr E. Lévy : il a passé une nuit détestable ; beaucoup d'oppression, accès d'orthopnée plus intenses que la première fois. Prescription : éther en inhalation, quelques gouttes de ce médicament à l'intérieur.

10 novembre. — L'œdème des extrémités inférieures a reparu ; infiltration du scrotum, battements tumultueux du cœur. Un peu de cyanose. Infusion de digitale, 0,60.

11 novembre. — Nouvelle oppression. Sibilances généralisées, râles, véritable accès d'asthme. Infusion de digitale, 0,60.

12 novembre. — Beaucoup de dyspnée. Le malade est obligé de faire ouvrir les fenêtres pour respirer. Il étouffe.

15 novembre. — Un peu d'amélioration, mais les sibilances persistent toujours. Infusion de digitale, 0,60.

19 novembre. — M. le professeur Bernheim voit le malade : la dyspnée est moindre, mais les symptômes de congestion pulmonaire n'ont pas disparu.

23 novembre. — Orthopnée, sibilances, expectoration abondante, menace de suffocation. Pouls assez régulier, bruits du cœur assez nets.

25 novembre. — Le malade entre à l'hôpital.

État actuel : Soir. T. 37°. P. 120. R. 40. Matin. T. 38°. P. 96. R. 40.

Respiration excessivement laborieuse. La poitrine se soulève avec effort. Œdème notable des extrémités inférieures. Les extrémités sont froides. Face cyanosée. Hier soir le pouls était filiforme, dépressible, ce matin il est ample, régulier, égal.

26 novembre. — Râles trachéaux nombreux, entendus à distance. L'orthopnée est si considérable qu'on ne peut examiner le malade que très-difficilement.

En avant, des deux côtés, matité à partir du 6e espace intercostal : en arrière, souffle et râles sous-crépitants dans les deux bases. Urines, 500 ; D., 1032.

Prescription : hier soir au moment de l'accès, potion avec liqueur d'Hoffmann, 4 gr. Rhum, 20 gr. ; teinture de cannelle, 15 gr ; 30 ventouses sèches.

Ce matin : potion avec esprit de nitre dulcifié, 3 gr. ; eau de mélisse, 100 ; sirop d'écorce d'oranges, 30 ; ventouses sèches ; vésicatoire.

27 novembre. — Soir. T. 37°2. P. 84. R. 28. Matin. T. 36°8. P. 84. R. 24. Urines, 600. D. 1030.

Le malade est resté assis sur un fauteuil toute la journée ; la dyspnée a beaucoup diminué. Respiration nette. Encore quelques râles généralisés ; le souffle persiste dans les bases, ainsi que la matité. Expectoration très-abondante, 400 gr., muqueuse.

28 novembre. — Expectoration, 400, jaune sale, couverte d'une écume et présentant au fond des matières grumeleuses, 60, rougeâtres, sanguinolentes. Respiration plus nette et plus facile.

Urines, 800 ; D. 1023. Bruits du cœur assez nets, mais on ne peut distinguer le souffle, à cause des râles sous-crépitants nombreux qui masquent ce bruit.

29 novembre. — N'a pas eu d'accès d'oppression. Expectoration jaune sale, 300. Respiration un peu rugueuse. L'œdème persiste. Le pouls est petit, mais régulier, 72.

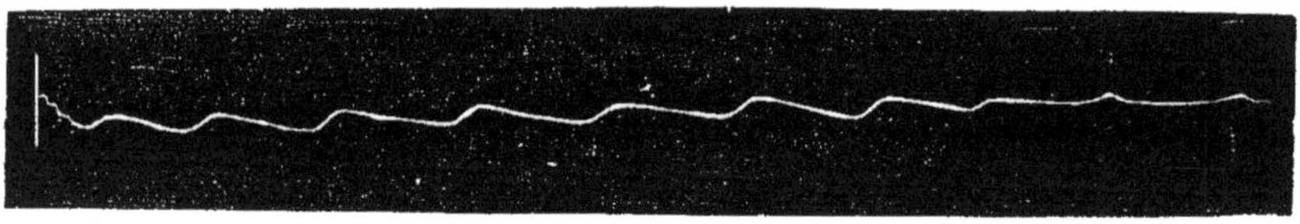

TRACÉ N° 3.

Insuffisance aortique (avant la digitale).

Le tracé sphygmographique indique un état d'asystolie, les pulsations sont assez régulières, mais faibles. La ligne diastolique est petite et oblique, le sommet légèrement convexe, et la ligne systolique longue et oblique, ce qui indique que les ondées artérielles lancées dans l'aorte sont faibles. Urines, 800. D. 1030.

Prescription : infusion d'herbe de digitale, 0,75.

30 novembre. — La journée d'hier a été bonne.

Soir. T. 36°6. P. 80. R. 32. Matin. T. 36°8. P. 76. R. 28. Urines, 1250. D. 1020.

A la base et du côté droit, respiration soufflée bien nette. Egophonie. Absence des vibrations thoraciques.

Bruits du cœur nets. On perçoit clairement aujourd'hui un bruit de souffle à la base et au 2° temps.

Le tracé sphygmographique indique le pouls bondissant (pouls de Corrigan) : le cœur

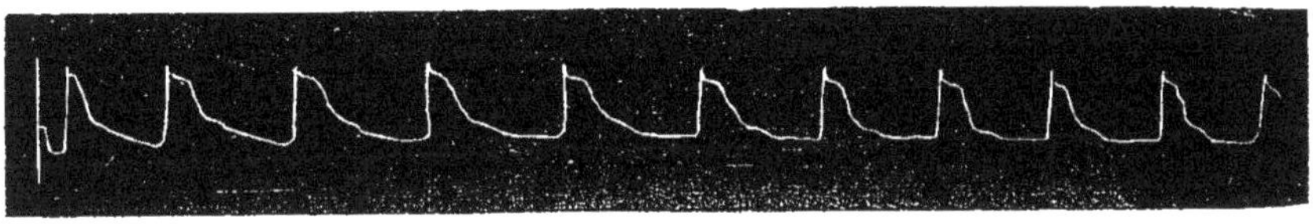

TRACÉ N° 4.

(Après la première potion de digitale).

a repris de l'activité. 2° infusion de digitale, 0,75.

1er décembre. — Soir. T. 36°6. P. 68. R. 34. Matin. T. 36°6. P. 76. R. 30. Urines, 1500. D. 1019.

Le malade a pu se mettre au lit hier. Moins de tendance à l'étouffement. L'œdème diminue. Souffle doux prolongé, aspiratif, diastolique.

Respiration nette en arrière. Quelques râles secs à l'expiration. Râles sous-crépitants aux bases. Souffle moindre. Respiration rugueuse en avant. Expectoration, 300.

On prescrit : infusion de digitale, 0,75 (3° infusion).

2 décembre. — N'a plus eu d'accès d'étouffement.

Soir. P. 88. R. 28. Matin. P. 68. R. 24. Urines, 1550. D. 1012.

Respiration nette. Quelques râles secs. Expectoration, 150, muqueuse. Il existe encore un peu d'œdème des membres inférieurs.

Le pouls est régulier, ample, un peu bondissant.

On prescrit une 4° infusion de digitale.

3 décembre. — Urines, 2,300. D. 1015. Expectoration, 80 gr.

Respiration très-nette. On supprime la digitale.

4 décembre. Urines, 1900 D. 1012. N'a plus eu d'accès d'oppression.

5 décembre. — Nuit bonne. Respiration calme. Urines, 2400. D. 1010. Expectoration, 30.

9 décembre. — Le malade va bien. L'œdème a complétement disparu, la respiration est facile, plus d'expectoration.

12 décembre. — L'amélioration persiste. Le malade peut se promener. Il sort de l'hôpital.

Le tracé pris ce jour indique une régularité parfaite et une ampleur très-grande de la pulsation.

Deuxième entrée à l'Hôpital.

Rentre à l'hôpital le 28 décembre. Il a pu reprendre son travail jusques avant-hier, jour où il a éprouvé une grande oppression et a été pris de battements de cœur qui ont duré une heure. Hier à 5 heures du soir, il eut un accès d'oppression excessivement intense et fut porté sur une chaise à l'hôpital.

A son entrée on constate de l'orthopnée et de la cyanose de la face. Nombreux râles disséminés. Absence du bruit vésiculaire. Bruits du cœur tumultueux, fréquents. Souffle aortique imperceptible. Pouls fréquent (120), mais ample.

Prescription : 40 ventouses sèches. Potion avec liqueur d'Hoffmann, 5 gr.; eau de mélisse, 100; rhum, 45 gr.; teinture de cannelle, 15 gr.

29 décembre. — A passé la nuit sur un fauteuil.

Ce matin face pâle, lèvres fortement cyanosées, extrémités fraîches. Le pouls est à 128, régulier et fort. Œdème des extrémités inférieures. Urines, 1100 gr. Température, 36. Râles disséminés dans toute la poitrine. Expectoration peu abondante, muqueuse. Même prescription.

30 décembre. — Orthopnée pendant la nuit, le malade n'a pu dormir et a dû rester assis sur son lit.

Urines, 600 gr. D. 1015. Râles sous-crépitants généralisés, matité aux deux bases.

On prescrit : infusion de digitale, 0,75 ; vésicatoire.

31 décembre. — Le malade a eu hier de l'oppression qui a persisté la nuit.

P. s. 92. R. 32. P. m. 100. R. 36. Urines, 400. D. 1026.

On prescrit une deuxième infusion de digitale, 0,75, avec quelques gouttes d'iodure d'éthyle en inhalation.

1er janvier 1879. — Le malade se trouve un peu mieux, mais il y a encore de l'orthopnée. Le soir, pouls 92. R. 28. Le matin, P. 80. R. 28. Urines, 320. D. 1027. Troisième infusion de digitale, 0,75.

2 janvier. — A encore eu 2 accès d'oppression.

Le soir, P. 108. R. 32. Le matin, P. 98. R. 32. Urines, 450. D. 1028. Respiration un peu rude en arrière, matité à partir du 8e espace à gauche, du 7e à droite.

Quatrième infusion de digitale, 0,60. Inhalation d'iodure d'éthyle.

3 janvier. — Le malade n'a pas eu d'accès violent de suffocation, mais a dû néanmoins passer une partie de la nuit sur un fauteuil. Urines, 450. D. 1028. On entend à droite du sternum, au niveau du 2e espace, un bruit de souffle diastolique au 2e temps.

En arrière, matité des deux côtés à partir de l'angle de l'omoplate jusqu'en bas. Râles secs dans toute la hauteur. Respiration soufflée dans les 2 bases.

Œdème assez notable des extrémités inférieures. Suppression de la digitale.

4 janvier. — Toujours même oppression. P. 84. Urines, 560. D. 1022.

5 janvier. — Urines, 750. D. 1021. P. 80.

7 janvier. — La digitale a agi : Urines, 2050. D. 1010. P. 80. Le malade a pu passer la nuit dans son lit. Il a beaucoup moins d'essoufflement. L'œdème des membres inférieurs a considérablement diminué.

8 janvier. — Urines, 1,900. D. 1009. Pouls régulier, 80.

10 janvier. — Urines, 2100. D. 1010. A eu hier une quinte de toux et l'oppression a reparu, sans durer. Expectoration abondante. L'œdème des membres inférieurs a complétement disparu.

13 janvier. — Urines, 1600. D. 1010. N'a plus eu d'oppression, peut rester dans son lit. Il existe depuis hier un épanchement pleurétique double dans les 2 bases. Il commence à droite au 8e espace et à gauche au 7e espace intercostal. Souffle des deux côtés. Egophonie. Absence des vibrations thoraciques.

17 janvier. — Le malade se trouve mieux : tous les symptômes asystoliques ont disparu. Il demande sa sortie.

Troisième entrée à l'Hôpital.

27 mars. — Le malade éprouve de nouveau de l'oppression depuis le 24 mars. L'œdème des membres inférieurs a reparu depuis huit jours. Urines, 500. D. 1021. P. 68 et 88. R. 32. Infusion de digitale, 0,60.

28 mars. — Le soir. T. 36°6. P. 88. R. 32 ; le matin, T. 36°2. P. 72. R. 28. Œdème assez notable des extrémités inférieures. Choc du cœur faible. L'examen de la poitrine donne un bruit vésiculaire affaibli, quelques rhonchus à l'inspiration, et quelques râles muqueux dans les bases. Pouls régulier, égal, mais peu ample. Urines, 600 gr. D. 1021. Infusion de digitale, 0,60.

29 mars. — P. 88 et 72. R. 32 et 28. Urines, 400. D. 1026. A eu un peu moins d'étouffement dans la nuit. Pouls mou et dépressible. Souffle diastolique aortique très-distinct. Mêmes symptômes du côté de la poitrine. Infusion de digitale, 0,60.

31 mars. — Urines, 2,200. D. 1009. P. 64, assez ample. Encore un peu d'œdème des extrémites inférieures. Suppression de la digitale, infusion de café.

Les jours suivants : Urines, 2250, 2350, 2875, 5000. D. moyenne, 1010. P. 76-84.

4 avril. — N'a plus d'étouffements, se trouve bien. Urines, 3600. D. 1008. P. 80. R. 32.

5, 6, 7 avril. — L'œdème a complétement disparu. Respiration assez nette des deux côtés. Urines, 4050, 4200, 3800. D. 1010. P. 72-84, très-régulier, ample, pas bondissant. Le malade dort bien toute la nuit et se promène le jour dans les salles.

Cette observation est très-intéressante. Nous sommes en présence d'un homme qui a toujours été bien portant. Exposé par les fatigues de sa profession à un travail musculaire excessif, ayant abusé de la boisson, il éprouve depuis deux ans de la gêne dans la respiration. Tout d'un coup éclate un accès d'asystolie; l'œdème apparaît pour la première fois. Trois potions de digitale, 0,50, lui sont administrées en ville; l'état du malade s'améliore; il peut reprendre son travail. Au bout de 15 jours, nouvelle attaque d'asystolie, plus intense que la première; trois autres potions lui sont prescrites (digitale 0,60); sous l'influence de la médication, les battements de cœur disparaissent, le pouls s'élève et se régularise, mais, soit que la dose n'ait pas été suffisante ou que l'action du médicament soit épuisée, les accidents d'asystolie et de congestion aiguë du poumon éclatent avec plus de violence que jamais, et le malade entre à l'hôpital dans un état d'orthopnée considérable. On lui donne de l'iodure d'éthyle en inhalations. Le tracé sphygmographique (tracé n° 3) est celui de l'asystolie. Trois potions de digitale, 0,75, lui sont administrées successivement, nous obtenons une amélioration considérable; le pouls qui, avant la digitale, n'indiquait qu'un état d'asystolie confirmé par l'œdème des extrémités inférieures, la congestion aiguë des poumons (crachats hémoploïques), dénote clairement une insuffisance aortique (tracé n° 4).

La congestion pulmonaire ne tarde pas à disparaître en grande partie; l'expectoration, excessivement abondante au début, diminue, et le malade peut se coucher, quand, jusque là, il était obligé de rester sur un fauteuil.

Le malade revient deux fois à l'hôpital; on lui administre quatre potions de digitale et les phénomènes d'asystolie disparaissent de nouveau, la quantité des urines augmente, leur densité diminue, l'œdème disparaît. L'oppression paraît être assez rebelle à l'action de la digitale, mais notons que nous n'avons plus affaire à de la dyspnée asystolique, mais à un véritable accès d'asthme cardiaque. Il survient un double épanchement pleurétique, peu considérable, il est vrai, et qui n'empêche pas le malade de retourner chez lui.

En résumé, dans ce cas, la compensation digitalique s'est établie dès le début, mais elle ne s'est pas maintenue. Le malade arrive au service avec des symptômes d'œdème aigu, dus sans doute à quelque infarctus pulmonaire, autour duquel se sera produit la congestion. Quoiqu'il en soit, les phénomènes d'asystolie et les symptômes pulmonaires sont amendés par la digitale. A la suite de deux autres séjours du malade, la même médication rétablit encore l'équilibre.

OBSERVATION II

(Service de M. le professeur Bernheim).

Insuffisance mitrale. — Asystolie disparaissant à six reprises sous l'influence de la digitale. — Epanchement pleurétique.

Humbert (Louis), âgé de 54 ans, manœuvre, entre au service, pour la première fois, le 11 décembre 1876. Antécédents alcooliques. A fait la campagne de Crimée, et à cette époque a été atteint de scorbut. N'a jamais eu de rhumatisme articulaire.

Le malade dit que son affection a débuté par de l'essoufflement et de l'œdème qui, après avoir envahi la face, s'étendit progressivement aux jambes, aux cuisses, puis au scrotum. Il resta à l'hôpital trois mois, fut soumis au traitement digitalique et au régime lacté et put de nouveau se livrer à son travail. Depuis, il vint quatre fois à l'hôpital pour se faire remonter par la digitale. Le dernier séjour (8 août 1878) dura 17 jours. L'œdème avait complétement disparu, le pouls s'était relevé, les phénomènes d'asystolie s'étaient amendés sous l'influence de la digitale.

Nous le retrouvons dans le service de M. le professeur Bernheim le 12 décembre 1878 ; il s'était rendu à pied à Nancy, mais il avait mis 7 heures à faire 14 kilomètres.

13 décembre. — Etat actuel : Face bouffie, œdème des extrémités inférieures, pas d'ascite. Pouls faible, inégal, irrégulier.

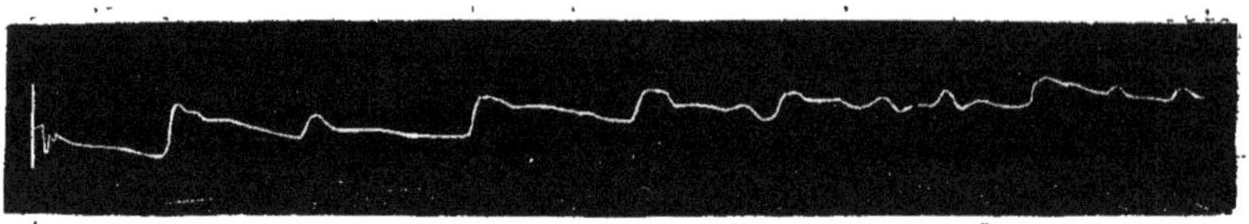

TRACÉ N° 5.

Le tracé sphygmographique pris ce jour indique une forte pulsation suivie de pulsations plus petites : on dirait presque un faux pas du cœur, on remarque une pulsation normale à côté de pulsations avortées : la ligne ascensionnelle très-courte marque une diastole très-faible, la ligne de descente est irrégulièrement ondulée.

Voussure précordiale très-prononcée. Choc du cœur faible. On sent la pointe au 6e espace intercostal, sur la ligne mamillaire. Souffle doux au premier temps et à la pointe.

Le foie dépasse le rebord costal d'un travers de doigt.

Respiration fréquente, laborieuse. En avant sonorité normale, en arrière matité à droite dans la fosse sous-épineuse. A l'auscultation, en arrière et à gauche râles secs, à droite absence du bruit vésiculaire et des vibrations thoraciques.

Diagnostic : Insuffisance mitrale. Pleurésie à droite.

Traitement : Infusion de digitale 0,75.

14 décembre. — Urines, 900. D. 1,022. P. 88, faible, irrégulier ainsi que le prouve le tracé dans lequel on observe encore l'absence de certaines pulsations qui ont avorté.

Infusion de digitale, 0,75.

15 décembre. — Urines, 1350. D. 1023. Pouls, 88.

16 décembre. — Urines, 1850. D. 1017. Pouls, 80 plus ample et plus régulier.

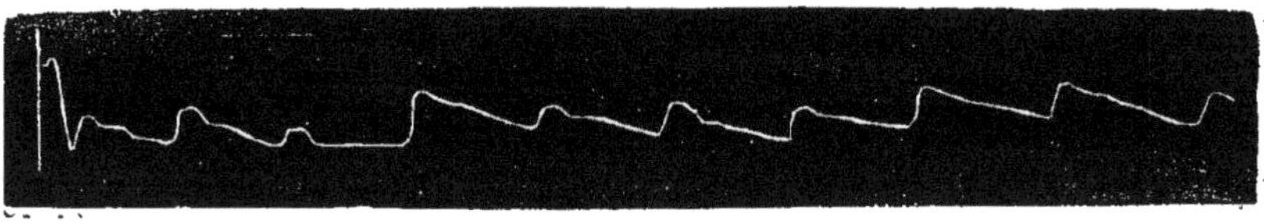

TRACÉ N° 6.

17 décembre. — Urines, 2300. D. 1020. P. 84. Le malade se trouve mieux, éprouve moins d'oppression et sort de l'hôpital, non encore complétement remis.

Ainsi, notre malade entre à l'hôpital six fois, et six fois il se trouve soulagé à la suite de l'administration de la digitale. Le début de l'affection aurait pu faire soupçonner une néphrite, mais on n'a jamais trouvé d'albumine dans les urines. Pendant son dernier séjour à l'hôpital, nous avons pu assister nous-même aux symptômes de l'affaiblissement cardiaque qui se sont manifestés. La tension artérielle se trouvait abaissée, les urines atteignaient à peine le chiffre de 900, leur densité était 1022. Le malade prend seulement deux potions de digitale, les urines sont ramenées à 2,300, leur densité diminue (1017 à 1020). Remarquons ici, comme nous l'avons déjà fait observer ailleurs, que la tension artérielle s'est sensiblement accrue, bien que la digitale ait eu peu d'action sur la régularité et l'ampleur du pouls. Quoi qu'il en soit, l'état du malade est sensiblement amélioré, et, malgré sa pleurésie, il demande à rentrer chez lui. Ici, l'efficacité de la digitale est donc manifeste.

OBSERVATION III

(Service de M. le professeur Bernheim).

Hypertrophie du cœur sans lésions valvulaires. — Asystolie. — Efficacité de la digitale.

Gay (Marguerite), 66 ans, femme de ménage, dit avoir toujours été bien portante jusqu'en 1872. A cette époque, elle a ressenti des battements de cœur et de l'oppression. Depuis, elle est venue trois fois à l'hôpital pour se faire soigner. Après son premier séjour, où elle a pris de la digitale, elle a été deux ans dans un état très satisfaisant. Au bout de ce temps, reprise des mêmes accidents, elle éprouva un grand soulagement à la suite de l'administration de la digitale. Au bout de 15 jours, elle dut revenir ; les jambes étaient fortement œdématiées : la digitale rétablit encore l'équilibre.

Depuis quelques jours sueurs, oppression, toux sèche, rentre à l'hôpital le 19 février 1878.

État actuel : Le matin, T. 36°4. P. 160. R. 32. Le soir, T. 37°8. P. 172. R. 36.

Pouls petit, fréquent, irrégulier, inégal. Thorax amaigri, pas de voussure bien marquée. Lèvres cyanosées. Oppression considérable.

La pointe du cœur bat au 7° espace en dehors de la ligne mamillaire ; battements épigastriques peu marqués. Choc vif, se perçoit dans une assez grande étendue.

Pas d'œdème des jambes. En 18 heures, a émis 400 c. c. d'urines. D. 1030.
Infusion de digitale, 0,75.

21 février. — Urines, 400. D. 1026. Le matin, P. 160. Le soir, P. 168.

Le pouls est toujours petit et fréquent, un peu moins irrégulier.

Infusion de digitale, 0,75.

22 février. — Urines, 1000. D. 1018. Le matin, P. 92. Le soir, P. 140. Oppression moindre. Lèvres encore bleues.

Infusion de digitale, 0,60.

23 février. — Urines, 1220. D. 1016. P. 84 et 100.

La digitale est supprimée.

24 février. — Urines, 1250. D. 1015. P. 84 et 100 ralenti, plus régulier et plus ample. Bruits du cœur très nets. Respiration facile.

25 février. — Urines 700. D. 1019. P. 88 et 92.

26 février. — Urines, 1000. D. 1021. P. 88 et 92.

27 février. — Urines, 450. D. 1024. P. 96 et 100.

28 février. — Urines, 700. D. 1021. P. 80 et 96.

1er mars. — Urines, 700. D. 1020. P. 84 et 100.

2 mars. — Urines, 820. D. 1019. P. 76 et 96.

3 mars. — Urines, 600. D. 1017. P. 84 et 80.

La malade peut retourner à la campagne pour reprendre ses occupations.

Ici, l'action de la digitale est incontestable ; chaque fois que la malade éprouvait de l'oppression et des palpitations, elle venait *se faire remonter le cœur* à l'hôpital par la digitale. Pendant son dernier séjour qui n'a duré que quelques jours, immédiatement après l'administration de ce médicament, le pouls est redevenu fort et régulier, et la malade a pu quitter l'hôpital dans un état des plus satisfaisants.

OBSERVATION IV

(Service de M. le professeur Bernheim).

Bronchite chronique et emphysème pulmonaire. — Dilatation du cœur droit. — Hypertrophie du ventricule gauche. — Rétrécissement aortique. — Efficacité de la digitale.

Degruffe (François), âgé de 68 ans, jardinier, entre à l'hôpital le 26 septembre 1877. Il n'a jamais eu de battements de cœur. Il portait encore, il y a 6 mois, des sacs de 100 k[os]. Depuis environ deux mois, il est essoufflé à la moindre fatigue. Il tousse depuis une trentaine d'années.

État actuel : Urines, 650. D. 1020. P. 136, irrégulier, petit, inégal. Artères athéromateuses. La pointe du cœur bat au 6° espace intercostal, un peu en dehors du mamelon. Choc normal. Bruits du cœur faibles, fréquents, tumultueux. Bruit de souffle au premier temps et à la base. Battements épigastriques. Dilatation des veines du cou. Pas de pouls veineux.

Thorax bombé, sonorité exagérée, inspiration rude et sèche à gauche, diminution du bruit vésiculaire à droite. Rhonchus et sibilances généralisées. En arrière sonorité normale, râles muqueux dans les 2 bases. Expectoration peu abondante, spumeuse.

Léger œdème des extrémités inférieures.

Potion pectorale simple.

28 septembre. — Urines 700. D. 1019. P. 92, plus ample, moins fréquent, mais encore inégal, irrégulier.

29 septembre. — Urines, 600. D. 1020. P. 100.

30 septembre. — Urines, 500. D. 1021. P. 92.

Infusion de digitale, 0,75.

1er octobre. — Le pouls est plus régulier, le choc du cœur très-net, 72, urines 1200. D. 1013.

Infusion de digitale, 0,75.

2 octobre. — Urines, 1950. D. 1013. P. 64, régulier, assez égal.

3 octobre. — Urines, 2750. D. 1015. P. 68, ample.

4 octobre. — Urines, 2140. D. 1010. P. 44, très-régulier, très-ralenti.

L'œdème a complétement disparu. Respiration un peu rugueuse. Presque plus de râles.

5 et 6 octobre. — Urines, 1850 et 1500. D. 1011 et 1015. P. 56 et 64 ; le malade ne boit pas plus d'un à deux verres de tisane par jour.

7 octobre. — Urines, 1130. D. 1017. P. 78.

8 octobre. — Urines, 1250. D. 1014. P. 72. N'a bu qu'un verre de tisane.

Du 9 au 16 octobre, le malade se trouve sensiblement soulagé, les urines varient entre 1130 et 1800, le pouls est ample et régulier, 76.

16 octobre. — Le malade sort de l'hôpital dans un état très-satisfaisant.

Sans doute il existe ici de la bronchite chronique, de l'emphysème pulmonaire et de la dilatation du cœur droit, mais ce qui domine la scène morbide, c'est le rétrécissement aortique et l'hypertrophie du ventricule gauche, c'est l'affaiblissement du cœur dénoté par la faible quantité des urines, la petitesse, l'inégalité et la fréquence du pouls. Sous l'influence de la digitale, le pouls se relève, de 136 il tombe au chiffre physiologique, arrive même, le 4 octobre, au-dessous de la normale (44), l'œdème disparaît, les symptômes pulmonaires s'amendent.

OBSERVATION V

(Extraite des *Leçons de clinique médicale*, par le Dr H. Bernheim, 1877).

Asystolie avec hypertrophie du cœur sans lésions de valvules. — Début brusque des accidents, qui disparaissent complétement sous l'influence de la digitale.

Clément (François), 54 ans, entre à l'hôpital le 17 mai 1874, se dit malade depuis trois mois. Il n'accuse pas d'antécédents morbides et n'a jamais éprouvé aucun symptôme qui attirât son attention du côté du cœur. Il y a trois mois, pendant son travail, il éprouva subitement une douleur en ceinture à la base du sternum. Cette douleur vive, s'irradiant le long des deux bras jusqu'au coude, était intermittente et durait environ une minute. Au bout de trois jours la douleur disparut, mais le malade éprouva de l'oppression, de la dyspnée et des palpitations violentes. Il dut interrompre son travail. Il tousse depuis environ douze jours. La dyspnée va en augmentant. Ce malade nie tout antécédent rhumatismal. Il n'a pas d'habitudes alcooliques.

Etat actuel. — Face pâle, anémiée, terreuse, bouffie. Respiration difficile, très-fréquente, 40. Les muscles du cou se contractent fortement pour suppléer à l'insuffisance de l'hématose. Œdème considérable des extrémités inférieures. Pouls, petit, filiforme, fréquent, irrégulier, 92. Voussure précordiale. La matité s'étend du deuxième au septième espace intercostal, dans lequel la pointe du cœur est sentie, mais faiblement. Les bruits du cœur sont tumultueux, lointains ; on ne les distingue pas nettement ; pas de souffle. En arrière, matité à la base, des deux côtés, à partir de l'angle de l'omoplate. Râles sous-crépitants, nombreux au-dessus du niveau de la matité. Expiration soufflée dans les sommets. Congestion pulmonaire ; œdème généralisé. Urines, 400 grammes.

Diagnostic. — Asystolie, probablement sans lésions des valvules. Hypertrophie du cœur avec dilations. On prescrit l'infusion de digitale, 0,60.

20 mai. — Le pouls devient plus fort : 80. Température normale, 37°. Les bruits du cœur redeviennent plus nets. On n'entend pas de bruit de souffle ; mais le second bruit

paraît dédoublé à la base. La digitale a commencé à agir, car les urines sont plus abondantes, 895 centimètres cubes.

L'analyse des urines, faite par M. le professeur Ritter, fournit les résultats suivants : urines 895 centimètres cubes ; densité 1026, sans dépôts ; réaction légèrement alcaline renfermant : eau 844,66 ; matières solides (desséchées à + 105°) 20,04 ; urée 24,18 ; acide urique 1,12 ; chlore des chlorures 4,13. Point de glucose et point d'albumine. On continue la digitale (0,60).

21 mai. — L'action de la digitale se prononce ; le pouls se relève à 80 pulsations ; T. 37° ; la dyspnée est moindre. La sécrétion urinaire est encore plus abondante : 1 litre et demi.

L'analyse fournit les résultats suivants : urines du 20 au 21 mai, 1500 centimètres cubes ; densité 1009. Réaction acidule, pas de dépôts ; eau 1418,55 ; matières solides 31,45 ; urée 9,10 ; matières extractives 9,33. Pas de glucose, pas de matières colorantes anormales ; traces impondérables d'albumine.

Le malade prend sa troisième potion de digitale, 0,60. Le pouls tout en étant plus fort, présente encore de l'irrégularité.

22 mai. — Pouls plus régulier, à 80 ; les bruits du cœur sont nets, sans souffle. On constate seulment le dédoublement du second bruit ; urines 1200 grammes, dyspnée moindre. Le malade prend sa dernière potion de digitale.

24 mai. — Urines 1300 grammes. Le mieux persiste ; l'œdème pulmonaire a disparu ; plus de râles sous-crépitants ; plus de dyspnée ; plus d'œdème des extrémités inférieures. Pouls régulier, 80.

25 mai. — Le malade sort de l'hôpital dans un état très-satisfaisant et se considère comme entièrement guéri.

L'auteur fait suivre cette observation des réflexions suivantes : « Il s'agit ici d'une simple hypertrophie du cœur sans lésion valvulaire, sans dégénérescence du muscle, car un muscle dégénéré eût été réfractaire à la digitale. Comme cause de cette affection, l'observation ne relève que la profession de charpentier, qui expose à des efforts musculaires considérables. La douleur vive, sous forme d'angine de poitrine, qui paraît avoir signalé le début des phénomènes d'asystolie, peut se rattacher à quelque rupture de pilier ou à quelque lésion péricardique. »

OBSERVATION VI

(Service de M. le professeur BERNHEIM).

Hypertrophie du cœur sans lésions valvulaires. — Emphysème pulmonaire. — Efficacité de la digitale.

Renaudin (Thérèse), âgée de 61 ans, journalière, dit avoir porté des charges très-lourdes pendant qu'elle exerçait sa profession. A déjà fait deux séjours à l'hôpital Saint-Charles, service de M. le professeur Parisot (salle Sainte-Françoise), pour des accès d'asystolie amendés par la digitale. N'a jamais fait de grossesse, et n'a jamais eu de rhumatisme articulaire.

Elle attribue son affection cardiaque à un choc qu'elle aurait éprouvé à la région précordiale, en se heurtant contre une branche d'arbre : à la suite de ce choc, douleur assez vive pendant 3 jours. Elle n'a jamais éprouvé que de l'essoufflement et des battements de cœur ; l'œdème a toujours fait complétement défaut. Elle entre à l'hôpital, salle Sainte-Anne, n° 3, service de M. le professeur Bernheim, le 1er avril 1879.

1er avril. — État actuel : oppression assez vive, douleur vague dans les mollets, insomnie, lèvres cyanosées, langue blanche. Pouls petit, irrégulier, présentant quelques intermittences. Thorax globulenx, bombé ; sonorité exagérée en avant, diminution du bruit vésiculaire ; en arrière, sonorité normale, bruit vésiculaire net.

La matité précordiale commence dans le 3e espace intercostal, et se continue jusqu'au 5e. La matité transversale est beaucoup plus étendue et va jusqu'au 5e espace, en dehors du mamelon. La pointe du cœur bat presque dans l'aisselle, à 5 centimètres en dehors du mamelon. Le choc du cœur se perçoit sur une large surface. Le premier bruit est sourd, pas de souffle ; le second bruit est voilé à la base. — Tisane amère.

2 avril. — A eu beaucoup d'oppression dans la journée d'hier : le thorax se soulève en masse. Pouls petit, presque imperceptible, 104, inégal, intermittent. Température normale 36°5. Respiration 40. Urines, 550. D. 1022. Bruits du cœur faibles, tumultueux, inégaux. Mêmes symptômes pectoraux. Infusion de digitale, 0,75.

3 avril. — Le malade a perdu une partie de ses urines avec les selles : il en reste 300 gr. D. 1023. P. 80 et 100. R. 44. Lèvres cyanosées, respiration laborieuse. Dilatation des veines du cou. Infusion de digitale, 0,75.

4 avril. — Urines, 430 ; D. 1020. P. 80 et 88. R. 44 et 32. L'oppression persiste, ainsi que la cyanose. Pouls toujours petit, presque imperceptible aux radiales. Bruits du cœur un peu moins irréguliers. Infusion de digitale, 0,75.

5 avril. — La diurèse s'est opérée : Urines, 2040. D. 1015. P. 76. R. 36. Oppression moindre : le pouls se perçoit mieux à la radiale gauche, est encore variable (60 au moment de la visite). Bruits du cœur plus forts.

Sonorité un peu exagérée en avant, des deux côtés. Expiration renforcée dans l'espace interscapulaire droit jusqu'à la base. Bruit vésiculaire affaibli des deux côtés. L'expiration est moins renforcée à gauche. Suppression de la digitale. Tisane de café.

6 avril. — Pouls 76 et 64, présente encore quelques irrégularités. La malade se trouve mieux, moins d'oppression ; les lèvres ne sont plus cyanosées. Urines, 1500. D. 1015. R. 36. Même état de la poitrine. Le choc du cœur est plus fort ; la pointe se perçoit très-bien au 6e espace et au bord antérieur de l'aisselle.

7 avril. — Pouls 78 et 64, assez régulier et assez ample. Urines, 1850. D. 1013 ; il y a encore un peu d'oppression. R. 32. Respiration rude et sèche en avant, des deux côtés. Pas de râles. Lèvres légèrement cyanosées. Bruits du cœur très-nets.

On prescrit : iodure d'éthyle en inhalations, 6 gr.

Nous sommes en présence d'une hypertrophie considérable du cœur avec intégrité des valvules. Cette hypertrophie reconnaît-elle pour cause une ancienne péricardite produite par le traumatisme de la région précordiale ? Nous ne le pensons pas, car la malade n'a jamais présenté les signes d'une véritable contusion, pas d'ecchymoses, pas de douleur précordiale vive à la pression. Il est plus probable qu'en raison des fatigues professionnelles auxquelles était soumise cette femme, il s'est développé chez elle une hypertrophie du cœur, qui est restée à l'état latent, jusqu'à ce qu'une cause occasionnelle fît éclater les accidents qui relèvent directement de cette affection. Quoiqu'il en soit, la malade est arrivée au service avec l'ensemble symptomatique qui constitue l'asystolie ; sous l'influence de la digitale, le pouls se relève et se régularise, la quantité des urines augmente, leur densité diminue, la cyanose disparaît, et si une légère oppression se remarque encore, c'est qu'elle doit être attribuée à l'emphysème ; le cœur fonctionne bien. Pour nous, l'action de la digitale est incontestable.

CHAPITRE III

DES CONTRE-INDICATIONS DE LA DIGITALE. — CAS OU ELLE N'AGIT PAS

Si la digitale fait merveille dans beaucoup de cas, il en est d'autres où l'action en est nulle et même nuisible. En un mot, ce médicament est une arme à deux tranchants, dont il ne faut user qu'avec la plus extrême prudence.

Nous avons vu, dans le chapitre précédent, que les stases sanguines prolongées amènent dans les viscères des altérations capables de produire, pour leur propre compte, des troubles de la circulation. Si ces altérations passent à l'état chronique, c'est en vain qu'on administrera la digitale. Le cœur aura beau être renforcé, il ne pourra surmonter les obstacles que lui opposent les désordres viscéraux, et la digitale restera absolument inefficace. (Voir obs. XI, XII, XIII, XIV).

Quand il existe un anasarque très-considérable, l'abondante transsudation de liquide dans le tissu cellulaire et les séreuses peut comprimer les capillaires au point de les rendre complétement imperméables; alors, si grande que soit la puissance du cœur, la circulation n'en reste pas moins entravée. Tout au plus, la digitale pourra avoir une certaine action, si le liquide est évacué préalablement par des ponctions (thoracentèse, paracentèse, mouchetures, etc., voir obs. XV).

Si, à l'un des orifices du cœur, se présente un obstacle mécanique trop considérable, quelle que soit la puissance de contraction de cet organe, l'ondée sanguine éprouvera toujours autant de difficulté à franchir un passage trop étroit, et la digitale ne peut agir. (Voir obs. VII et VIII).

Quand la fibre musculaire du cœur est altérée, la digitale est contre-indiquée. Ici, il ne s'agit plus de faciliter le jeu du muscle en diminuant l'obstacle ou en augmentant la force motrice. Le moteur est en partie détruit, et, avant tout, il faut se garder d'affaiblir le peu de tissu contractile qui subsiste. (Voir obs. XVI et XVII).

La digitale est également contre-indiquée dans les palpitations actives, quand il y a suractivité cardiaque et pléthore artérielle. Puisque le travail du cœur est augmenté, il faut avoir recours aux médicaments qui ralentissent les battements et diminuent la tension artérielle.

S'il existe chez le malade un catarrhe de l'estomac ou des lésions du tube digestif, la digitale occasionnera des nausées et des vomissements qui la rejetteront avant qu'elle ait été absorbée. Dans ce cas, elle ne peut évidemment produire de bons effets.

Quand l'affection cardiaque est accompagnée d'athérôme artériel et de lésions scléreuses des valvules, il est prudent de n'user de la digitale qu'avec beaucoup de réserve. Deux phénomènes peuvent se produire : sous l'influence de l'augmentation de pression, il est possible que les vaisseaux artériels du cerveau se distendent et même se rompent, par suite de leur perte d'élasticité. D'autre part, l'activité cardiaque étant accrue, les ondées sanguines possèdent une force d'impulsion plus grande ; or, il peut arriver que quelques parcelles athéromateuses se détachent, soient entraînées dans le torrent circulatoire jusque dans les artères cérébrales, leur siège de prédilection, et donnent lieu à des embolies, puis à du ramollissement. Ces accidents s'annoncent par des étourdissements, de l'obscurcissement de la vue, des fourmillements dans les membres ; et, si on prolonge l'administration de la digitale, on ne tarde pas à voir survenir le cortège alarmant des symptômes de l'embolie cérébrale, parmi lesquels prédominent l'aphasie et l'hémiplégie. (Voir obs. VIII, IX, X).

Enfin, il est certains cas où la digitale n'agit pas, et cela sans causes connues ; probablement par suite d'une modification de l'innervation cardiaque. (Voir obs. XVIII, XIX).

OBSERVATION VII

(Extraite des leçons de clinique médicale par le Dr H. Bernheim).

Rétrécissement mitral avec insuffisance. — Phénomènes d'asystolie consécutifs. — Inefficacité de la digitale.

Marie Eve Kniss, âgée de 55 ans, entre à la salle Ste-Anne, no 11, le 17 décembre 1874. Elle a eu, il y a 22 ans, un rhumatisme articulaire aigu qui la tint pendant 4 semaines à l'hôpital; 6 ans après, elle a eu une seconde attaque de rhumatisme polyarticulaire qui la tint alitée trois semaines. Cependant la malade n'accuse des battements de cœur et de l'oppression que depuis deux ans. Elle ne tousse et ne crache que depuis trois semaines. Elle a eu, pour la première fois, de l'œdème des extrémités inférieures l'été dernier.

Etat actuel. 18 décembre. — Face amaigrie, yeux excavés, lèvres cyanosées, ailes du nez bleuâtres, pommettes colorées, extrémités chaudes, œdème des extrémités inférieures assez considérable, œdème des parois abdominales et des extrémités supérieures; ascite légère. Le thorax, bombé en avant, présente le chapelet rachitique ; scoliose, voussure précordiale légère. Choc du cœur vif; la pointe bat au 6e espace intercostal, à trois travers de doigt en dehors du mamelon. A l'auscultation, souffle doux, assez prolongé au premier temps et à la pointe. Bruits du cœur irréguliers. Veines du cou dilatées, variqueuses ; pas de pouls veineux. — Pouls, petit, irrégulier, 80. T. 36°8. R. 24. Depuis le 17 à midi, la malade a eu 100 grammes d'urines colorées et jumenteuses, légèrement albumineuses. A l'examen du thorax, submatité aux deux bases, râles sous-crépitants, expiration soufflée dans les 2 sommets, respiration un peu obscure en avant. Foie un peu hypérémié. La malade est assoupie, somnolente.

Prescription : 30 ventouses sèches. Lavement purgatif avec 40 grammes de sulfate de soude. Thé vert, 1/2 litre, avec rhum, 50 grammes. Infusion d'herbe de digitale, 0 gr. 60.

La digitale et le thé au rhum sont continués les jours suivants : le 20 et le 21 décembre, la dose de la digitale est portée à 0,75.

Les mêmes symptômes persistent et s'aggravent.

Le 22 décembre, le pouls est ralenti, 64 le matin; T. 36°2. R. 28. le soir, T. 35°4. R. 28, P. 72, petit, faible, irrégulier. Les urines sont peu abondantes et chargées. Œdème généralisé ; respiration trachéale, râles sous-crépitants, abondants.

Suppression de la digitale.

23 décembre. — P. 60. T. 35°4. R. 28. le soir, P. 56. T. 36°6. Pouls, toujours faible

et irrégulier. Urines rares, très-colorées (ne peuvent être recueillies ; la malade en perd avec les selles et involontairement) ; se trouve soulagée par une vessie de glace à la région précordiale.

24 décembre. — P. 92. T. 36°4. Soir, P. 60. T. 37°. L'état général s'aggrave ; les poumons s'engorgent de plus en plus. Urines toujours peu abondantes.

26 décembre. — P. 76. T. 36°. R. 36. Pouls petit, irrégulier. Anasarque, ascite, cyanose. Œdème pulmonaire considérable ; urines involontaires, peu abondantes.

27 décembre. — On pratique quelques petites ponctions aux jambes, avec l'aiguille de la seringue de Pravaz. Il s'écoule beaucoup de sérosité par les piqûres. Les jours suivants, la cyanose est moindre, la respiration plus facile. Le 30 décembre, la malade peut se lever pendant trois heures. Le pouls reste irrégulier et petit, oscillant entre 84 et 100 ; la température entre 36° et 37°.

Le 3 janvier 1875. — Pouls, 108, petit, irrégulier, dépressible. T. 36°. R. 40 ; la cyanose est de nouveau plus considérable ; la malade est abattue, pousse des soupirs ; sa respiration est laborieuse ; les battements du cœur très-irréguliers. Cyanose des ailes du nez et de la joue droite. Hoquet. Nausées. Urines, environ 500 grammes en 24 heures. L'aggravation continue les jours suivants, et la malade succombe le 6 janvier.

Autopsie. — Epanchement séreux de 100 grammes dans le péricarde.

Le cœur est flasque, dilaté en gibecière. La valvule tricuspide est épaissie dans sa moitié inférieure ; elle est suffisante ; la valvule mitrale présente une cavité rétrécie ; on y passe à peine la dernière phalange du petit doigt ; sa consistance est fibro-cartilagineuse dans toute son étendue ; sur sa face supérieure, entre le segment interne et le segment moyen, se trouvent des végétations flottant dans la cavité de l'oreillette, et à côté une incrustation calcaire du volume d'un petit pois. La valvule indurée et formant un cône étroit, a perdu sa mobilité ; il y a insuffisance en même temps que sténose ; les tendons des muscles papillaires sont épaissis ; les sommets des colonnes charnues sont durs et présentent des traces de myocardite interstitielle ; dans le tissu musculaire du cœur, il y a aussi des plaques de myocardite. Ce tissu musculaire est pâle, et par places, jaune, dégénéré. L'oreillette gauche est considérablement dilatée. L'aorte est volumineuse et présente quelques plaques athéromateuses ; les valvules sigmoïdes sont normales. Poumons fortement engoués et œdématiés en arrière et en bas, emphysémateux en avant.

Hypérémie chronique et dégénérescence graisseuse du foie. Rate dure, périsplénite chronique. Substance corticale des reins un peu jaunâtre ; hypérémie chronique.

OBSERVATION VIII

(Service de M. le professeur Bernheim)

Insuffisance mitrale. — Hypertrophie du cœur. — Asystolie. — Athérome artériel. — Inefficacité de la digitale.

Joly (Marie), 49 ans, chiffonnière, a eu il y a un an une attaque nerveuse suivie d'hémiplégie du côté droit et d'aphasie qui disparurent au bout de 3 jours. Éprouve des battements de cœur depuis cette époque, et est essoufflée au moindre travail depuis deux mois. Entre à l'hôpital le 22 janvier 1878.

23 janvier. — Etat actuel. Dyspnée considérable, respiration laborieuse, thoracique, anxiété, cyanose, stase veineuse, pas de pouls veineux. Pas de fièvre. Pouls petit, ondulent, fréquent, peu perceptible aux radiales. Artères athéromateuses.

Œdème du bras droit, de la face, des parois abdominales, des membres inférieurs. Ascite peu considérable.

Légère voussure précordiale, choc du cœur faible, la pointe bat au 6e espace à 2 travers de doigt en dehors du mamelon.

Bruits du cœur petits, irréguliers ; souffle doux à la pointe et au 1er temps.

Sonorité de la poitrine un peu moindre à droite qu'à gauche, râles sous-crépitants fins dans les 2 bases.

Urines rares, très-chargées, D. 1025, P. 88.

Infusion de digitale. 0,75.

24 janvier. — Urines, 320, D. 1020. Moins de dyspnée.

Infusion de digitale, 0,75.

25 janvier. — Urines, 250, D. 1020, P. 64, fort, régulier, égal.

On supprime la digitale.

26 janvier. — Urines, D. 1020.

Infusion de digitale, 0,75.

27 janvier. — Pouls, 64, très-ralenti. La digitale est supprimée.

28 janvier. — Densité des urines, 1025, pouls, 52. Respiration plus facile mais beaucoup d'abattement.

Prescription : Ether sulfurique, 1 ; eau de mélisse. 100 ; teinture de cannelle, 4 ; sirop d'écorce d'oranges, 30.

29 janvier. — Urines. 500, D. 1021, P. 56.

30 janvier. — L'analyse chimique donne : émission des 24 heures, 1200. Densité, 1019, réaction acide ; eau, 1147,33 ; matières solides, 52,67 ; urée, 21,61 ; acide urique, 0,754 ; chlore des chlorures, 9,42 ; acide phosphorique total 1,62. Albumine, traces. P. 80.

31 janvier. — Urines, 1300, D. 1020, un peu d'albumine, P. 72.

1er février. — Urines, 1500, D. 1018, P. 64.

2 février. — Urines, 1600, D. 1019, P. 72. L'œdème a diminué, bruits du cœur nets.

Du 3 au 7 février. — Urines, 1500, 1050, 850, 600. D. moyenne 1019. P. 68-104.

7 février. — L'analyse chimique donne : émission de 24 heures, 280, densité, 1022, réaction acide, dépôts : urates, eau, 265,77 ; matières solides, 14,23 ; urée, 7,41 ; acide urique, 0,43 ; chlore des chlorures, 0,77, acide phosphorique total 0,86, albumine (variété soluble dans l'acide azotique en excès), 0,28.

8 février. — Urines, 300, briquetées, D. 1021. Pouls variable, tremblotant. Battements du cœur nets.

9 février. — L'analyse chimique donne : Emission des 24 heures : 200, D. 1024, réaction acide ; dépôts : urates, eau 188,91 ; matières solides desséchées à + 105°, 11,09 ; urée, 4,25 ; acide urique, 0,13, chlore des chlorures, 0,33, albumine, traces assez fortes.

Potion avec acétate de potasse 6, potion gommeuse 100, sirop simple 30.

10 février. — Urines 200, D. 1021, P. 92. A eu dix selles diarrhéiques, vomissements. Râles sous-crépitants dans les deux bases avec un peu de souffle. Suppression de la potion.

11 février. — Urines, 220. D. 1021. P. 104. Râles sous-crépitants en arrière dans toute la hauteur.

Infusion de digitale, 0,75. Ventouses sèches.

12 février. — Urines involontaires. P. 72, inégal. Abattement considérable. Somnolence.

Infusion de digitale, 0,75. Thé avec rhum, 80 grammes.

13 février. — Urines, 300. D. 1016. P. 84. Ascite assez étendue.

14 février. — Urines, 930. D. 1010. P. variable. Oppression moindre.

15 février. — P. 52, petit, ralenti. Battement du cœur lents.

16 février. — Urines, 300. D. 1012. P. 68. Se trouve mieux.

17 février. — Urines, 650. D. 1616. P. 90, assez ample.

19 février. — Urines, 600. D. 1020. P. 84.

20 février. — Urines. 250. D. 1020. P. 80. Bruits du cœur nets et réguliers. L'œdème des extrémités inférieures a augmenté. Ascite assez considérable. Moins d'oppression.

Potion avec acétate d'ammoniaque, 6 ; eau de fenouil, 100 ; oxymel scillitique, 30.

21 février. — Urines perdues avec 5 selles diarrhéiques. Suppression de la potion. Sirop de codéine, 50 grammes.

23 février. — P. 84, ample et assez régulier. La dyspnée n'est pas considérable, mais l'œdème persiste.

Punch chaud, tisane de café, lait 2 litres.

25 février. — P. 72, petit. Oppression assez considérable. Urines involontaires. Râles sous-crépitants et matité dans les 2 bases.

26 février. — Œdème considérable. Extrémités fraîches. Pouls petit. Dilatation des veines du cou. Reflux veineux.

Mort.

AUTOPSIE. — Le péricarde contient environ 40 grammes de sérosité citrine. Le cœur est hypertrophié et dilaté ; il mesure 13 centimètres de largeur en avant, dont 8 centimètres et demi jusqu'au sillon inter-ventriculaire et 19 centimètres de hauteur.

La valvule tricuspide est intacte. Quelques caillots mous et noirs dans le cœur droit. Le ventricule droit est dilaté ; sa paroi mesure 1 centimètre d'épaisseur. La paroi de l'oreillette présente 4 millimètres d'épaisseur.

La valvule mitrale est épaissie, de consistance cartilagineuse, présentant ça et là des nodosités ; on peut à peine introduire dans l'orifice mitral la dernière phalange du doigt.

L'oreillette et le ventricule gauche sont remplis de caillots sanguins : l'épaisseur de la paroi du ventricule gauche est de 14 millimètres.

Les valvules sigmoïdes de l'aorte sont intactes ; quelques dépôts athéromateux mous dans l'aorte. Pas d'incrustation calcaire.

Dans la plèvre droite environ 1 litre de sérosité.

Le poumon droit crépite au sommet (emphysème supplémentaire) ; le lobe moyen présente 3 infarctus cunéiformes dont l'un a le volume d'une noix. Dans le lobe inférieur on rencontre un gros infarctus hémoptoïque.

Le poumon gauche est congestionné, œdématié dans toute son étendue, mais ne présente pas d'infarctus.

Le rein droit est petit, 8 centimètres et demi de hauteur, 4 centimètres transversalement. La capsule adhère en certains points. La surface du rein est granuleuse et mamelonnée. A la coupe, coloration rouge ; et par place, dans la moitié supérieure du rein, la substance corticale est réduite à quelques millimètres ; dans la partie inférieure, elle a 8 millimètres d'épaisseur et est distincte de la substance tubuleuse injectée. Le rein gauche a 11 centimètres de hauteur : il est aussi granuleux et mamelonné. La substance corticale, distincte de la substance tubuleuse, présente une teinte jaunâtre.

Le foie mesure 20 centimètres transversalement et 16 centimètres d'avant en arrière, 9 centimètres de hauteur. A la coupe, congestion et dégénérescence graisseuse.

Rate petite, consistance faible, 9 centimètres de hauteur sur 6 centimètres et demi de largeur.

Cerveau. — Un peu d'œdème sous-arachnoïdien. Sous l'hémisphère gauche, foyer de ramollissement jaune ocré qui se trouve sur le cinquième inférieur de la circonvolution pariétale ascendante et a une étendue de 2 centimètres. Ce foyer occupe aussi le pli qui le sépare de la circonvolution frontale ascendante ; de même en arrière le foyer s'étend à la partie inférieure du pli qui unit la circonvolution pariétale ascendante au pli courbe. A la partie supérieure de la première circonvolution temporale, au même niveau, on trouve aussi une tache jaune de 1 centimètre de hauteur sur 3 millimètres de largeur. Sur le lobule de l'insula, à la partie la plus inférieure du segment postérieur, on rencontre aussi des taches jaunes qui se continuent avec les circonvolutions pariétales.

Dans ces 2 observations (Obs. VII et VIII), la digitale a régularisé le pouls et ralenti les battements du cœur, et encore dans ce dernier cas, le pouls a été quelquefois très variable, mais la tension artérielle n'a pas été modifiée : les urines n'ont notablement augmenté de quantité que pendant quelques jours, mais cette action a été passagère. Le cœur avait beau se contracter, en effet, le sang passait en très faible quantité à travers l'orifice mitral dans lequel on pouvait à peine introduire la pulpe du petit doigt. Notons que dans la dernière observation, il existait encore une néphrite interstitielle, qu'on pouvait soupçonner pendant la vie, par suite de l'altération qualitative des urines. Cette affection est venue se greffer sur la maladie du cœur, et a été une seconde entrave à l'action du médicament. L'affection cérébrale, à part la somnolence qu'on a remarquée à un moment donné, ne s'est manifestée par aucun symptôme nerveux caractéristique ; mais quoi qu'il en soit cette lésion a pu également contribuer à rendre l'asystolie réfractaire à la digitale.

OBSERVATION IX

(Extraite des leçons de clinique médicale par le Dr H. Bernheim).

Accès d'asthme. — Emphysème pulmonaire consécutif, puis hypertrophie du cœur et symptômes d'asystolie. — Mort par embolie cérébrale. — Lésions scléreuses des valvules auriculo-ventriculaires, probablement consécutives à l'hypertrophie.

Garans (Antoine), âgé de 62 ans, entre à l'hôpital le 21 décembre 1872. Ancien croque-mort, il a pris le métier d'empailleur de chaises depuis que sa maladie l'a forcé de renoncer à son premier métier. Son père était asthmatique ; un de ses frères l'est aussi ; lui-même ressent depuis très longtemps tous les symptômes de l'emphysème pulmonaire consécutif à l'asthme nerveux. En 1863, il a eu le premier accès violent, suivi à de courts intervalles de nouveaux accès ; si bien que, comme le dit le malade, il avait à peine trois mois de bons dans l'année. En 1865, un nouvel accès s'est compliqué d'œdème des membres inférieurs et du prépuce. C'est depuis 1868 qu'il est pris de fréquents battements de cœur. Depuis ces deux dernières années, les suffocations, les battements du cœur, la toux, l'œdème, sont presque persistants. Depuis 5 jours, aggravation considérable.

Actuellement, orthopnée, stase veineuse, reflux veineux dans la jugulaire, sensations lumineuses par compression de la rétine. Léger œdème des membres inférieurs. Toux fréquente, crachats rares, verdâtres et un peu spumeux. Légère voussure à la région précordiale, creux sous-claviculaires un peu effacés. Sonorité exagérée des deux côtés, en avant, principalement à gauche ; de même en arrière et à gauche. Râles muqueux, abondants en avant et en arrière, surtout à la base, avec quelques sibilances. Le choc de la pointe du cœur ne se laisse pas délimiter nettement ; il paraît se faire vers la 7e et la 8e côtes, à leur jonction avec les cartilages ; cœur recouvert par le poumon emphysémateux; bruit de soufffe doux à la pointe ; bruits du cœur sourds, voilés. Battements épigastriques légers. Pouls à 80, irrégulier ; peau fraîche, apyrexie. Peu d'appétit, soif augmentée ; selles normales.

On prescrit : infusion d'herbe de digitale, 0,75.

23 décembre. — 200 grammes d'urine dans les 24 heures. Pouls toujours petit et irrégulier.

Continuation de la digitale.

24 décembre. — 4 selles en diarrhée dans la nuit ; l'urine a été perdue en partie ; on trouve environ 1/2 litre. Pouls 88, irrégulier, mais le tracé manifeste une certaine tension (convexité de la ligne de descente).

Troisième potion de digitale.

Même état le 25 et le 26 décembre ; le pouls ne se relève pas ; quantité minime d'urine.

Le 27 décembre, à 4 heures du matin, le malade a renversé la tête sur son oreiller et a cessé de répondre aux questions de ses voisins. On constate une hémiplégie gauche complète, avec persistance de la sensibilité ; le malade fume la pipe ; déviation conjuguée des yeux à droite. Aphasie ; le malade peut à peine proférer un son inarticulé ; il semble pourtant avoir conservé de l'intelligence.

Émission involontaire d'urines. Mort le 31 décembre.

Autopsie. — Injection considérable de la dure-mère au niveau du grand sinus longitudinal ; œdème sous-arachnoïdien, au-dessus des hémisphères ; épaississement de l'arachnoïde des deux côtés, plus marqué sur les circonvolutions gauches. Foyer de ramollissement considérable à droite, mesurant 3 centimètres de long, 2 centimètres et demi de large, formant une masse fluctuante en arrière de la scissure de Sylvius, occupant toute la partie interne et antérieure du lobe moyen, intéressant le noyau extraventriculaire du corps strié, l'avant-mur et une partie des circonvolutions de l'insula jusqu'à deux centimètres au-dessous de la surface corticale ; la capsule blanche interne ne paraît pas intéressée ; plexus choroïdiens un peu injectés ; peu de liquide dans les ventricules. Dans l'artère sylvienne droite, à 2 centimètres de son origine de l'hexagone, dans son trajet transversal au niveau de la scissure, l'artère est dure ; elle contient un thrombus décoloré ayant $1^c,5$ de longueur.

La pointe du cœur correspond au 6e espace, au niveau du mamelon : 10 grammes de sérosité citrine dans le péricarde. Le cœur mesure 0,13 en longueur, 0,12 en largeur ; la paroi du ventricule droit a un centimètre d'épaisseur ; celle du ventricule gauche mesure 2 centimètres et demi. Sang liquide noir et grumeleux, pas de caillot décoloré ; valvules de l'artère pulmonaire et de l'aorte intactes. La valve interne droite de la valvule mitrale est épaissie au niveau de l'insertion des tendons, dans une étendue en hauteur de 1 centimètre ; le bord libre est dur, sclérosé, comme constitué par de petites nodosités ; pas de dépôts fibrineux. La valvule tricuspide présente aussi quelques épaississements au niveau des insertions tendineuses, mais il n'y a ni rétrécissement, ni insuffisance valvulaire. Le tissu musculaire du cœur est ferme et rouge. Dépôts athéromateux dans l'aorte. Les deux poumons sont complétement emphysémateux, congestionnés dans leurs lobes inférieurs. Foie et reins congestionnés.

Ici, non-seulement la quantité des urines n'a pas augmenté sous l'influence de la digitale, mais le pouls ne s'est même pas relevé. Il existait chez cet homme des lésions scléreuses des valvules, qui ont pu contribuer à la production de l'embolie et du foyer de ramollissement consécutif que l'autopsie fit découvrir. D'ailleurs, ce fait ressortira plus nettement de l'observation suivante :

OBSERVATION X

(Service de M. le professeur BERNHEIM).

Hypertrophie du cœur consécutive à de l'emphysème pulmonaire. — Asystolie sans lésions valvulaires. — Athérôme artériel. — Parésie musculaire du côté gauche. — Embolie cérébrale. — Mort.

Jacquot (Alexis), 58 ans, journalier, se dit incommodé par la fumée depuis 2 ans. Depuis un an, accès de dyspnée, oppression, œdème des extrémités inférieures, essoufflement et battements de cœur. — La moindre marche l'oblige à se reposer pour reprendre haleine. Pas d'habitudes alcooliques. N'a jamais eu de rhumatisme articulaire.

Il y a 20 jours, le malade éprouva des battements de cœur plus violents, de l'oppression plus forte, et il entra à l'hôpital le 12 septembre 1878.

13 septembre. — État actuel. Le cœur est sensiblement hypertrophié ; on sent difficilement la pointe ; bruits tumultueux, irréguliers, intermittents. Pas de bruit de souffle. Artères athéromateuses.

Poitrine : En avant, sonorité exagérée, inspiration rude. Quelques gros râles lointains. En arrière sonorité normale, inspiration rude, quelques râles d'œdème plus nombreux à droite qu'à gauche. Pas d'appétit.

Infusion de digitale, 0,40.

14 septembre. — Battements du cœur moins tumultueux, assez nets, sans être toutefois réguliers. Pouls petit, faible, dépressible.

Infusion de digitale, 0,40.

15 septembre. — Le cœur présente des battements plus réguliers ; parfois il existe encore de l'intermittence.

Infusion de digitale, 0,40.

16 septembre. — Suppression de la digitale.

22 septembre. — Second bruit légèrement voilé.

6 novembre. — A notre arrivée au service, le malade a beaucoup d'oppression. Le pouls est à 140, petit, irrégulier, inégal.

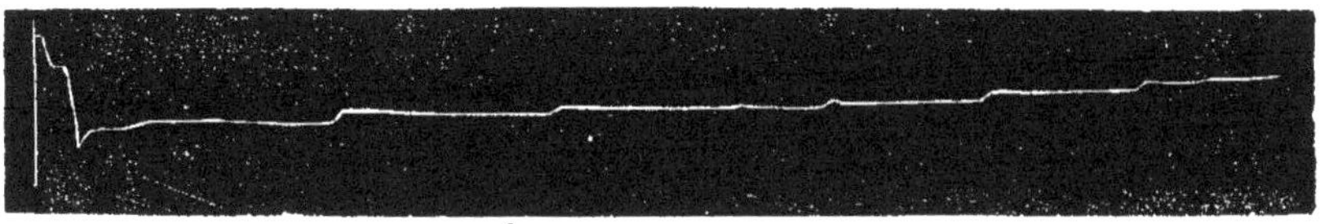

TRACÉ N° 7.

Comme on peut le voir dans le tracé ci-dessus (tracé n° 7), les artères sont athéromateuses.

Battements de cœur irréguliers, tumultueux, assez faibles, sans souffle distinct. Le choc est très-faible : la pointe bat à 2 travers de doigt en dehors du mamelon.

Le malade dit avoir à peine uriné la valeur d'un verre depuis trois jours. Œdème des jambes peu notable.

Orthopnée. Respiration 32, sonorité exagérée en avant. Diminution du bruit vésiculaire.

Prescription : infusion de digitale, 0,75.

7 novembre. — Pouls 104, plus ample, encore irrégulier. Urines, 400. D. 1026.

Prescription : infusion de digitale, 0,75.

8 novembre. — Pouls 104, irrégulier.

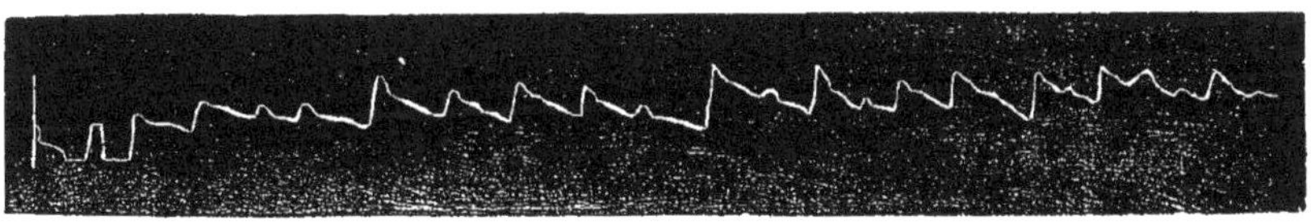

TRACÉ N° 8.

Le tracé n° 8 indique une grande irrégularité du pouls qui offre un peu plus d'ampleur, à la suite de l'administration de la digitale.

A eu de l'oppression cette nuit. Urines, 600. D. 1022. Râles muqueux dans toute la poitrine. Prescription : bière, 1 litre; infusion de digitale, 0,75.

9 novembre. — A encore de l'oppression. Bruits du cœur faibles. Pouls, 104. Urines, 850. D. 1025.

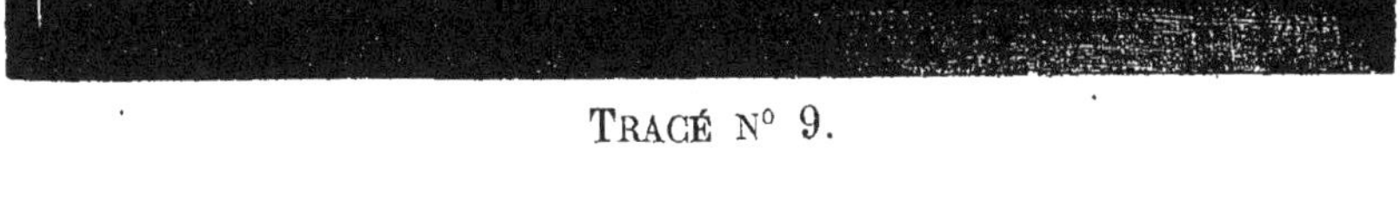

TRACÉ N° 9.

Pulsations faibles (tracé n° 9) ; quelques-unes sont avortées.

Prescription : infusion de digitale, 0,75.

10 novembre. — Moins d'oppression ; se trouve mieux aujourd'hui ; beaucoup de râles bronchiques. Urines, 1,400. D. 1012. Pas d'albumine. On supprime la digitale et on la remplace par une potion avec liqueur ammoniacale anisée, 2 gr. ; eau de mélisse, 50 gr. ; eau de fleurs d'oranger, 50 gr. ; sirop d'écorce d'oranges, 30 gr.

11 novembre. — Urines, 1,400. D. 1012. Pouls toujours faible, inégal, 80. Même tracé.

12 novembre. — Urines, 450. D. 1012. Hier, après la visite, le malade étant aux lieux, a perdu connaissance environ pendant une demi-heure. Depuis ce moment, difficulté de parler et de mouvoir le bras gauche, céphalalgie ; peut néanmoins exécuter les mouvements volontaires avec ce bras, mais lentement et sans force. Sensibilité égale partout. Le malade marche bien.

13 novembre. — Même état ; oppression plus accentuée.

Urines perdues en partie ; on peut en recueillir 300 gr. D. 1044.

Prescription : infusion de digitale, 0,75 (cinquième potion).

14 novembre. — Urines, 250. D. 1030. Subdélire depuis deux jours. Prescription : infusion de digitale, 0,75.

15 novembre. — Urines, 250. D. 1028.

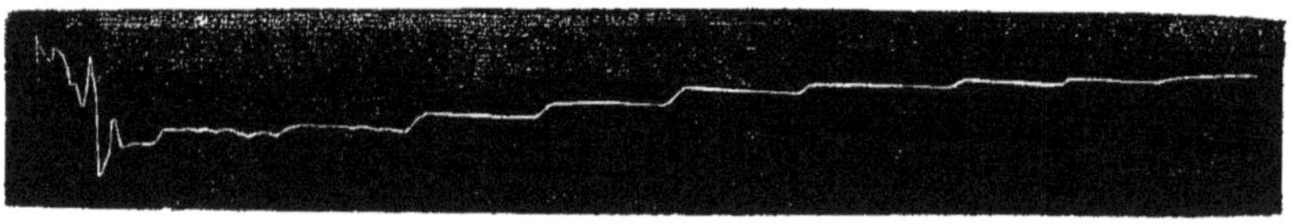

TRACÉ N° 10.

Le pouls est ralenti, 68, mais persiste dans son irrégularité (tracé n° 10).

On prescrit infusion de digitale, 0,75.

16 novembre. — Le malade n'a pris qu'une partie de sa potion, a vomi le reste. Délire à peu près continu. Pouls faible, irrégulier, 72. Urines perdues ; il en reste un verre. D. 1026. Pas d'augmentation de la paralysie. Répond aux questions qu'on lui adresse ; oppression.

On supprime la digitale et on donne : esprit de nitre édulcoré, 3 gr. ; eau de tilleul, 50 gr. ; eau de mélisse, 50 gr. ; teinture de cannelle, 6 gr. ; sirop d'écorce d'oranges, 30 grammes.

17 novembre. — Urines perdues avec quelques selles diarrhéiques.

18 novembre. — Pouls 70, s'est un peu relevé. Urines perdues en partie, restent 150. D. 1024.

20 novembre. — Urines, 900. D. 1018. Le malade est levé toute la journée. l'oppression a disparu. Les traits de la face sont toujours déviés ; le malade ne peut pas siffler, ne peut plus fumer la pipe. La force musculaire du membre supérieur gauche est toujours moindre, que celle du côté opposé.

21 novembre. — Urines, 1,200. D. 1013.

Du 22 novembre au 27, les urines ne dépassent pas 700 gr., leur densité est 1020. Pouls 78, assez régulier.

4 décembre. — Le malade allait relativement bien jusqu'à hier matin, quand, vers midi, voulant se lever, il tomba en bas de son lit, perdit rapidement connaissance, resta pendant un certain temps dans un état comateux, revint un peu à lui, marmottant quelques mots inintelligibles, eut des mouvements convulsifs de la face avec convulsions toniques et cloniques de tout le corps, et mourut subitement.

Autopsie. — Le péricarde ne contient pas de liquide ; des taches laiteuses récentes existent à la face inférieure du ventricule droit. Le cœur est dilaté en gibecière ; il mesure 0,13 transversalement et 0,11 verticalement. Le cœur droit ne contient pas de sang ; les valvules sont intactes ; la paroi épaissie mesure à la base 1 centimètre d'épaisseur. Hypertrophie considérable du cœur gauche ; sa paroi mesure à la base 0,026. Le muscle est rouge et ne paraît pas dégénéré.

Les valvules tricuspides et pulmonaires sont intactes, comme les orifices. Un grand caillot de date assez récente se trouve à l'origine de l'artère coronaire. Légère incrustation calcaire des valvules sigmoïdes de l'aorte. Dépôts athéromateux mous dans l'aorte, sans incrustation calcaire. Les lobes antérieurs des poumons sont emphysémateux ; la face postérieure présente quelques ecchymoses sous-pleurales. Congestion notable des deux bases sans induration.

Les reins sont mous, congestionnés, de volume normal ; ils ne sont pas granuleux, la capsule s'en détache facilement. Dans l'un des reins, on rencontre un infarctus superficiel, en partie décoloré, mesurant 0,01 de longueur et 0,004 de profondeur. Un autre infarctus plus ancien, mesurant 0,25 de longueur et 0,002 de profondeur, existe dans le même rein. Gonflement assez considérable de la substance corticale qui mesure 0,002 de hauteur. Les reins mesurent 0,11 de hauteur sur 0,09 de largeur.

Le foie est volumineux, mesure 0,23 transversalement et 0,18 d'avant en arrière. A la section, on constate une hypérémie veineuse considérable ; teinte jaunâtre dans différents points.

Les artères de la base du cerveau sont athéromateuses. Les artères sylviennes ne renferment pas de caillots. L'artère cérébrale droite postérieure présente, au niveau du pédoncule cérébral, une rigidité de la paroi ; de ce point, on retire un thrombus qui obstruait partiellement la lumière de ce vaisseau ; ce thrombus mesure 0,01 d'étendue et 0,002 d'épaisseur. Par transparence, cette artère paraissait blanche et rigide. Œdème sous-arachnoïdien assez considérable.

En décortiquant les hémisphères cérébraux, on constate sur l'hémisphère droit l'adhérence des méninges au niveau d'un foyer de ramollissement dont elles ne peuvent être détachées sans entraîner la substance cérébrale. Le foyer de ramollissement commence derrière la première circonvolution sphénoïdale, dans le lobe pariétal inférieur. La partie supérieure de la première circonvolution sphénoïdale est lésée dans une étendue de 3 à 4 centimètres. Le lobule pariétal est pris à peu près dans toute son étendue. Le foyer mesure 0,04 de hauteur sur 0,05 de largeur. Le maximum du ramollissement existe sur une ligne fictive réunissant les deux scissures perpendiculaires externe et interne. Ce foyer est limité en avant par la scissure de Sylvius, en arrière par les deux scissures perpendiculaires, inférieurement par la scissure marginale. Dans les portions périphériques, le ramollissement est moindre, et on peut facilement décortiquer. Le ramollissement est plus marqué dans le pli courbe.

A la coupe, on constate que la couche corticale seule est envahie par le ramollissement. Au-dessous du foyer, la substance blanche présente, jusqu'aux ventricules, une teinte jaunâtre, mais n'est pas ramollie. Les ventricules ne contiennent pas de liquide. L'hémisphère gauche est intact, ainsi que les corps opto-striés. Le bulbe est sain.

Voilà donc un homme qui se présente avec de l'oppression, de l'œdème, un choc du cœur faible, des bruits tumultueux, sans souffle, un pouls petit, fréquent, inégal et dépressible de l'athérome artériel et des symptômes d'emphysème chronique. Trois potions de 0,40 d'infusion de digitale lui sont administrées ; les battements du cœur se régularisent. A notre arrivée à la clinique, le malade prend quatre nouvelles infusions (digitale, 0,75) ; la tension artérielle s'élève légèrement, les urines augmentent, leur densité diminue, quand le malade, tout d'un coup, éprouve de la difficulté à parler et se trouve paralysé du côté gauche. On continue l'action de la digitale (deux potions de 0,75) ; le malade qui, au bout d'un certain temps, peut de nouveau manier son membre gauche, tout en faisant observer qu'il possède moins de vigueur que celui du côté opposé, n'éprouve plus aucune gêne dans la respiration. Il se lève toute la journée, se promène dans les salles, quand surviennent des convulsions toniques et cloniques, et le malade succombe dans le coma.

L'autopsie nous fait voir un foyer de ramollissement, dû évidemment à un thrombus que nous découvrons dans l'artère cérébrale droite postérieure. Quelle est la cause de ce thrombus? En raison de l'athérome artériel qui existait chez notre malade, il y avait là évidemment une prédisposition artérielle ; mais peut-être la digitale n'a-t-elle pas été absolument étrangère au développement des accidents emboliques qui sont survenus.

Nous avons, à l'appui de cette opinion, une autre observation où le même fait s'est produit : il s'agit d'un homme atteint d'une hypertrophie du cœur sans lésions valvulaires, soigné en ville par MM. les professeurs Bernheim et Spillmann. L'athérôme artériel existait chez lui à un très-haut degré, et l'on put voir chez cet homme, sous l'influence de la digitale, la même scène morbide se dérouler à plusieurs reprises différentes. L'hémiplégie, d'ailleurs, disparaissait au bout de quelques jours, alors qu'on supprimait ce médicament ou qu'on en suspendait l'emploi.

OBSERVATION XI

(Service de M. le professeur Bernheim).

Hypertrophie du cœur consécutive à une néphrite interstitielle. — Anasarque. — Ascite. — Inefficacité de la digitale.

Tort (Mélanie), repasseuse, âgée de 52 ans, a eu 5 grossesses dans l'espace de 12 ans N'a jamais éprouvé ni oppression, ni battements de cœur pendant ou après ses grossesses. Elle a eu quelques douleurs rhumatismales disséminées, sans attaques aiguës.

La maladie a débuté, il y a un an, par des battements de cœur qui ont forcé la malade à renoncer à toute espèce de travail, et par de l'oppression qui allait sans cesse croissant. Six mois après, apparut l'œdème qui, commençant par les malléoles, s'étendit bientôt aux membres inférieurs, à la cavité péritonéale, sans déterminer d'infiltration des bras ni de bouffissure de la face.

La malade entre à l'hôpital le 27 octobre 1878.

28 octobre. — État actuel : Amaigrissement considérable. Œdème des jambes et des parois abdominales qui n'a pas augmenté depuis le début de l'affection. Pas d'ascite notable. Face et mains cyanosées et froides. Veines du cou dilatées, sans pouls veineux. Dyspnée presque constante.

La matité précordiale s'étend du 3e au 7e espace intercostal et à trois travers de doigt en dehors du mamelon. La pointe bat à la partie supérieure au 7e espace intercostal et à trois travers de doigt en dehors du mamelon. Bruits du cœur réguliers et assez forts. Dédoublement du 1er bruit à la pointe et à la base, d'où bruit de galop. Pas de souffle. Pouls petit, régulier, mais dépressible. L'auscultation et la percussion révèlent un peu d'œdème pulmonaire.

Les urines contiennent de l'albumine en quantité notable.

Traitement : infusion de café, extrait alcoolique de scille, 1,5. Régime lacté. Ce traitement est continué jusqu'au 6 novembre, sans amener d'amélioration.

7 novembre. — Respiration courte et thoracique. Pouls petit, dépressible. L'ascite remonte jusqu'à un travers de doigt au-dessous de l'ombilic.

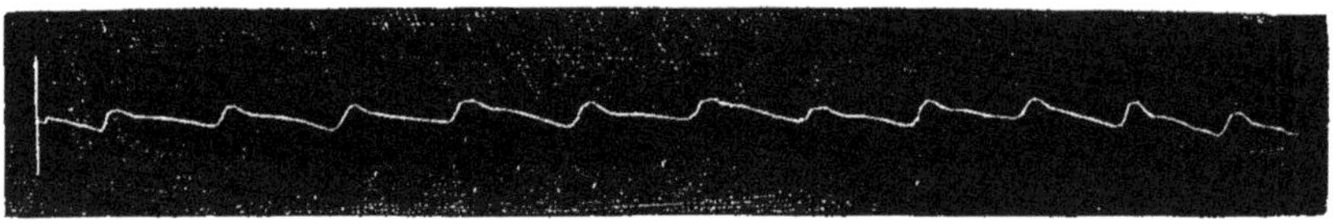

TRACÉ N° 11.

Le sphygmographe a marqué le tracé ci-dessus (tracé n° 11), assez régulier, mais les pulsations sont très-faibles.

8 novembre. — Pouls assez ample, 100. Urines, 600. D. 1018 albumineuses.

9 novembre. — Bruits du cœur fréquents, sans souffle. Anxiété précordiale. Albuminurie persistante.

Digitale, 0,75.

10 novembre. — Le pouls est plus régulier et plus ample.

Digitale, 0,75.

11 novembre. — Urines, 400. D. 1015. P. ralenti, 68.

Digitale, 0,75.

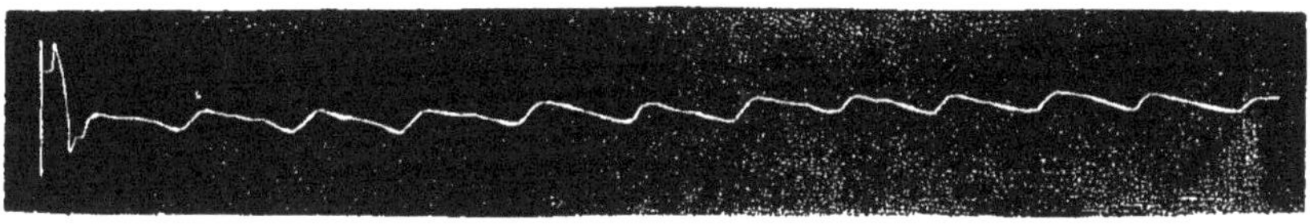

TRACÉ N° 12.

Le pouls est un peu renforcé (tracé n° 12).

Du 12 au 17 novembre. — L'oppression augmente. Respiration laborieuse. Pouls régulier, assez ample, 96. Bruits du cœur faibles. L'œdème et l'ascite persistent au même degré. Urines albumineuses, 450.

17 novembre. — Urines, 500. D. 1019. P. 84.

18 novembre. — Urines, 3450. D. 1010. P. 84.

Infusion de digitale, 0,75.

19 novembre. — La malade présente une série de respirations croissantes, puis décroissantes en force. L'œdème est toujours considérable.

Urines rouge foncé, 4850. D. 1008. P. 100.

Infusion de digitale, 0,75.

20 novembre — L'œdème persiste. Urines, 750. D. 1020. P. 76.

Infusion de digitale, 0,75.

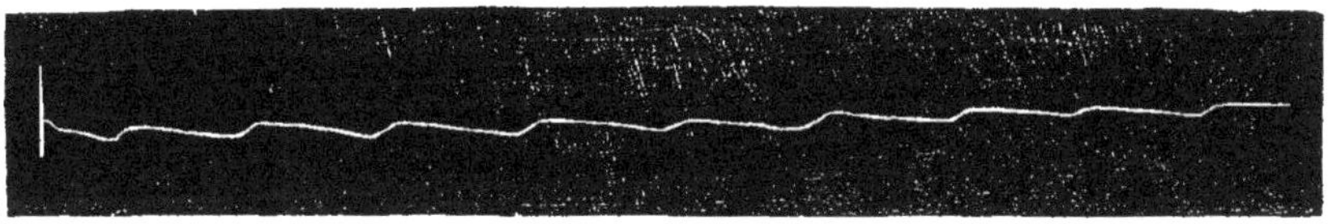

TRACÉ N° 13.

Le pouls est régulier et très-ralenti (tracé n° 13).

21 novembre. — La malade a eu quelques vomissements glaireux dans la nuit, ainsi que dans la matinée. Elle est somnolente. Respiration de Cheyne-Stockes.

L'analyse des urines, faite par M. le professeur Ritter, fournit les résultats suivants : émission des 24 heures, 1610. D. 1011 ; eau 1570,09, matières solides, 40,91 ; urée, 14,40 ; acide urique, 1 ; chlore, 2,25 ; albumine, traces très-faibles.

22 novembre. — Le pouls est régulier, 78 ; somnolence ; légères bouffissures de la face. — Urines, 550. D. 1010.

23 novembre. — L'œdème des membres supérieurs et inférieurs augmente. L'ascite est considérable. Amblyopie.

Bruits du cœur réguliers, assez forts. Pouls, 100. Urines, 100. D. 1021.

Extrait alcoolique de scille, 1,5.

24 novembre. — L'oppression a diminué. Les bruits du cœur sont nets ; le pouls est très-faible et très-dépressible. Urines, 1150. D. 1018.

Extrait alcoolique de scille, 1,5.

Du 24 au 30 novembre. — Sous l'influence de la scille, les urines arrivent à 1150, 2600, 4000, 1450, 3700, 3500, 1650 ; leur densité moyenne est 1015.

1er décembre. — L'œdème a disparu en grande partie aux membres supérieurs. Les membres inférieurs sont encore infiltrés et il reste un peu d'ascite. Le pouls est ample et régulier, 76.

Respiration obscure dans les deux bases avec quelques râles.

La diurèse est assez considérable.

2 décembre. — Urines, 640. D. 1019. P. 64.

La respiration de Cheyne-Stokes reparait. Les veines du cou sont de nouveau distendues. Les bruits du cœur sont faibles, fréquents.

4 décembre. — Urines, 500. D. 1020. Pouls petit, fréquent, 124.

On donne de nouveau de la scille à la dose de 1,5, mais du 4 décembre au 12 les urines n'atteignent pas le chiffre de 500.

12 décembre. — Bruits du cœur faibles. L'œdème et l'ascite augmentent.

Urines, 320. D. 1016. Infusion de digitale, 0,75.

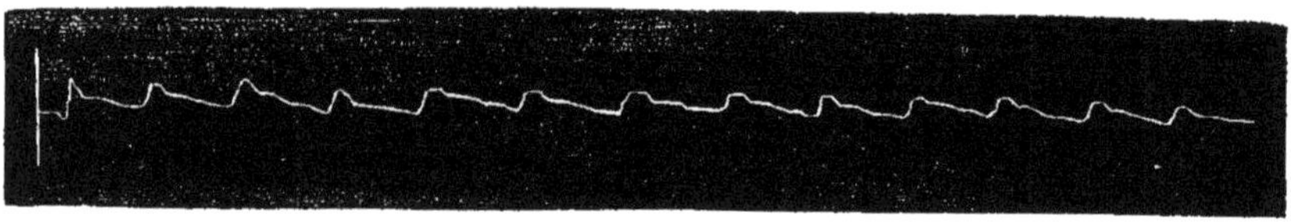

TRACÉ N° 14.

Le pouls est très-régulier, mais offre une faiblesse systolique remarquable (tracé n° 14).

13 décembre. — Pouls régulier, égal, 100. Urines, 500. D. 1025.

Infusion de digitale, 0,75.

14 décembre. — Urines, 700, D. 1020. P. 88. Infusion de digitale, 0,75.

Le tracé de ce jour indique un pouls renforcé.

15 décembre. — Le pouls est plus ample et plus fort, 96. Urines 900. D. 1015.

16 décembre. — L'œdème des membres inférieurs a augmenté. Le pouls est régulier, 76. Urines, 600. D. 1014.

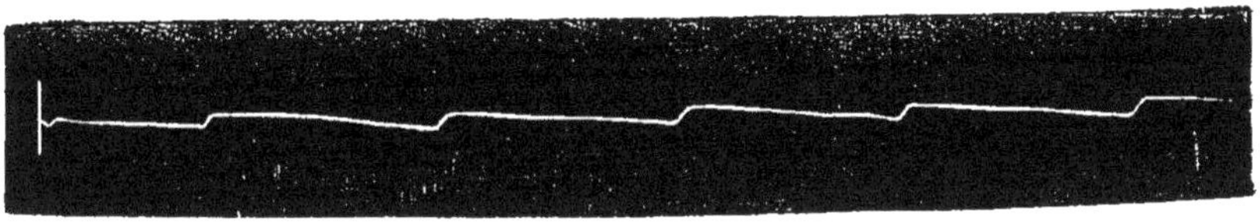

TRACÉ N° 15.

La longueur de la ligne systolique indique un ralentissement considérable dans la circulation (tracé n° 15).

17 décembre. — Pouls ralenti, intermittent, 56. Urines, 350. D. 1015.

18 décembre. — Pouls 84. Urines, 3450. D. 1010.

20 décembre. — L'ascite remonte à deux travers de doigt au-dessus de l'ombilic. Pouls ample, à 100. Urines, 2000. D. 1015.

21 décembre. — L'œdème diminue ; pouls ample, régulier. U. 2000. D. 1015.

Du 21 au 26, la malade va relativement bien.

26 décembre. — L'œdème des membres inférieurs reparait ainsi que la respiration de Cheyne-Stokes.

Pouls petit, fréquent, dépressible, 116. Urines, 420. D. 1023.

Infusion de digitale, 0,75.

27 décembre. — Somnolence. Pouls, petit, fréquent, 116, filiforme. Urines, 450. D. 1023.

Infusion de digitale, 0,75.

28 décembre. — Pouls plus ample, 100. Urines, 460. D. 1021.

Infusion de digitale, 0,75.

30 décembre. — Moins d'oppression, de somnolence. Pouls régulier, assez ample, 84. Urines, 900. D. 1018.

3 janvier. — Pouls, 108. Urines, 420. D. 1022.

La malade reprend de la scille qu'on supprime le 8 janvier, après avoir constaté que pas plus que la digitale, elle n'a produit d'effet.

9 janvier 1879. — Pouls dépressible, 92. Urines, 400. D. 1020. Œdème considérable.

Infusion de digitale, 0,75,

10 janvier. — P. 88. U. 1050. D. 1011.

Infusion de digitale, 0,75.

12 janvier. — P. 104. U. 900. D. 1018.

Infusion de digitale, 0,75.

13 janvier. — P. 80. U. 680. D. 1016. L'œdème persiste.

Infusion de digitale, 0,75.

14 janvier. — Oppression. L'œdème et l'ascite vont en augmentant. P. 60. U. 700. D. 1016.

15 janvier. — P. 80. U. 180. D. 1019. Même état de l'œdème et de l'ascite.

Du 16 au 23 janvier, les urines restent au-dessous de la normale, les 17 et 18 elles s'élèvent néanmoins à 1600 et 2600 ; leur densité varie entre 1017 et 1023. Pouls, 84-96.

A partir du 23 janvier, la malade est de nouveau soumise à la scille jusqu'au 3 mars : à ce moment on la remplace par le régime lacté, et des mouchetures sont faites de temps à autre.

10 mars. — Le pouls est petit, fréquent, 104 ; les bruits du cœur sont faibles et tumultueux ; l'œdème et l'ascite persistent toujours. Urines, 400. D. 1018.

Du 10 au 19 mars, la malade prend 5 infusions de digitale, les 3 premières de 0,75, les 2 autres de 0,60. Les urines sont excessivement variables ; au-dessous de 700 pendant six jours, elles atteignent les trois derniers jours 1850, 1200 et 1300 ; leur densité moyenne est de 1017. Le pouls est toujours resté fréquent (88-100).

19 mars. — P. 100. Urines, 1000. D. 1014, Infusion de digitale, 0,40.

21 mars. — P. 84, assez petit. Urines, 500. D. 1022. R. 40. Infusion de digitale, 0,60.

Nous observons cette malade jusqu'au 8 avril. Les urines restent toujours au-dessous de 500, leur densité moyenne dépasse 1020, le pouls demeure fréquent, 88-96, l'œdème et l'ascite augmentent, la respiration est suspirieuse, 36-44 et la malade est dans un état presque continuel de somnolence. Le 5 avril, elle reprend de la digitale, le 6 les urines ne s'élèvent qu'à 340. D. 1020. P. 88, R. 36. On supprime cette médication qu'on remplace par potion avec liqueur de Hoffmann, 4 gr., et sulfate de soude, 40 gr.

7 avril. — Urines, 500. D. 1015. P. 76. R. 40. ; suppression du précédent traitement : on revient à la potion : esprit de nitre dulcifié 3 gr. eau de mélisse, 100, sirop d'écorce d'oranges, 30.

La malade a présenté dès le début de son affection tous les symptômes d'une néphrite interstitielle, douleurs rénales, albuminurie passagère et peu accentuée, somnolence, respiration de Cheyne-Stokes. Des stases veineuses se produisent, et le cœur insuffisant à sa tâche s'hypertrophie. Bientôt l'oppression devient considérable, un œdème apparaît, débutant par les membres inférieurs pour s'étendre ensuite aux parois abdominales, aux membres supérieurs et à la face. La cavité péritonéale elle-même se remplit de sérosité ; en même temps la diurèse devient moins abondante, et la densité des urines plus élevée : c'est le tableau de l'asystolie. On administre la digitale à plusieurs reprises, et c'est à peine si le pouls est influencé : les urines ne sont modifiées ni dans leur qualité, ni dans leur quantité. Pourquoi la digitale n'a-t-ellé fait que régulariser et renforcer le pouls ? Pourquoi n'a-t-elle pas agi sur la tension artérielle ? C'est que la digitale ne pouvait lutter contre un obstacle, contre une lésion qui n'était pas de son ressort. En effet, chez notre malade, la néphrite interstitielle était primitive, et les troubles produits dans l'organisme étaient trop considérables pour que l'équilibre circulatoire pût se rétablir. En d'autres termes, si la digitale ne pouvait diminuer ni l'œdème, ni l'ascite, c'est que la néphrite faisait de l'œdème et de l'ascite pour son propre compte.

Comment se fait-il que la scille ait paru réussir là où la digitale avait échoué ? L'amélioration qui s'est produite chez notre malade à la suite de l'administration de ce médicament n'a été que passagère, et ne doit être attribuée qu'à une action particulière de ce médicament sur l'élement sécréteur du rein.

OBSERVATION XII

(Service de M. le professeur BERNHEIM).

Hypertrophie considérable du cœur sans lésions valvulaires. — Asystolie intermittente amendée par la digitale, puis asystolie continue rebelle à ce médicament. — Pneumonie intercurrente. — Péricardite. — Mort par encombrement pulmonaire.

Bücher (Amélie), 40 ans, domestique, a eu des convulsions choréiformes à l'âge de 8 ans. N'a jamais toussé, ni craché. A fait une grossesse il y a 18 ans. Depuis quelques années, oppression et battements du cœur à la moindre fatigue. L'œdème des extrémités inférieures a apparu il y a un an. A déjà séjourné au mois de juillet 1877 à l'hôpital St.-Charles pendant un mois, a pris 5 potions de digitale et est sortie soulagée.

Elle rentre chez elle en Alsace, où les palpitations reparaissent, mais cèdent rapidement à l'action de la digitale que la malade prend de son propre chef. Elle revient à Nancy avec de la toux, une vive oppression et entre pour la seconde fois à l'hôpital le 18 octobre 1877.

État actuel : Le 19 octobre, T. 37°. P. 84. R. 28. Urines peu abondantes : l'analyse chimique faite par M. le professeur Ritter donne les résultats suivants : Émission des 24 heures, 220 ; densité, 1010 ; réaction acide, léger trouble (dépôts) ; examen microscopique, mucus ; eau, 214,92 ; matières organiques, 3,72 ; urée, 0,99 ; acide urique, 0,41 ; albumine (variété soluble dans l'acide azotique), 0,40.

Pouls irrégulier, inégal, mélange de pulsations fortes et de pulsations faibles. Scoliose allant de la 4° vertèbre dorsale à la région lombaire. Pas d'œdème. La matité précordiale commence au 3° espace et se poursuit jusqu'au 6°. Choc du cœur vif, fort, étendu, se perçoit en avant du 2° au 6° espace, en arrière sur la ligne scapulaire. La pointe du cœur bat au 6° espace et à 3 travers de doigt en dehors du mamelon. Bruits du cœur irréguliers. A l'auscultation de la poitrine : rhonchus et sibilances généralisés. Expectoration peu abondante.

Prescription : Potion pectorale simple, tisane.

20 octobre. — Le matin, T. 37°. P. 84. R. 24; le soir, T. 37°. P. 76. R. 28. Urines, 400. D. 1024. Pouls, toujours petit, irrégulier. A eu une indigestion caractérisée par nausées et vomissements. Prescription : Tisane de café, 500 gr., ventouses sèches.

21 octobre. — T. m., 36°4. P. 84. R. 28. T. s., 37°. P. 80. R. 28.

Urines, 520. D. 1027. Plus de vomissements.

22 octobre. — T. m., 36°4. P. 60. R. 36. T. s., 37°. P. 88. R. 32.

Prescription : Ext. alcoolique de scille, 1 gr.

23 octobre. — T. m., 37°. P. 80. R. 36. T. s., 37. P. 92. R. 36. Urines, 550, D. 1015.

Ext. scille, 1 gr. 20.

24 octobre. — T. m., 37°. P. 94. R. 32. T. s., 36°6. P. 92. R. 28. Pouls, petit, fréquent. Même état de la poitrine. L'analyse chimique : Urines, émission des 24 heures : 740. D. 1010. Réaction acide ; dépôts : léger trouble ; eau, 722,91 ; matières solides desséchées à + 105°, 17,09 ; urée, 4,00 ; acide urique, 1.85 ; albumine (variété soluble dans AzO^3H en excès, 0,74 ; matières colorantes anormales : sang (2 bandes d'absorption).

Ext. scille, 1,20.

25 octobre. — T. m., 36°. P. 80. R. 32. T. s., 37°. P. 108. R. 40.

Urines, 360 (une partie a été perdue avec les selles). D. 1015.

26 octobre. — T. m., 36°8. P. 100. R. 32. T. s., 37°. P. 108. R, 40.

Urines, 710. D. 1012. On supprime la scille.

27 octobre. — T. m., 36°6. P. 96. R. 32. T. s., 37°. P. 104. R. 46. Urines, 800. D. 1016.

Prescription : 1re infusion de digitale, 0,75.

28 octobre. — T. 39°4. P. 108. R. 46. T. s., 39°. P. 96. R. 52.

Urines, 350 (en a perdu avec les selles). D. 1015.

A eu aujourd'hui un frisson. Pouls, très-petit, fréquent.

On prescrit une 2e infusion de digitale (0,75).

29 octobre. — T. m., 37°8. P. 80. R. 44. T. s. 39°. P. 80. R. 36. Urines, 1300. D. 1014.

Pouls toujours petit, mais assez régulier. Bruits du cœur nets. Bruit vésiculaire affaibli à gauche. Respiration très-soufflée dans la fosse sus-épineuse gauche. Râles sous-crépitants à la base du même côté.

3e infusion de digitale (0,75).

30 octobre. — T. m., 38°. P. 64. R. 32. T. s., 38°4. P. 84. R. 36. Urines, 1060. D. 1021.

Bruits du cœur nets et forts. A gauche vers l'angle de l'omoplate, souffle tubaire.

4e infusion de digitale (0,75). Ajoutez extrait q. q. 4, Sp. de Tolu, 30.

31 octobre. — T. m., 37°9. P. 60. R. 36. T. s., 39°2. P. 104. R. 36. Urines, 1150. D. 1026.

On supprime la digitale. Potion pectorale simple.

1er novembre. — T. m., 39°. P. 76. R. 36. T. s., 40°. P. 80. R. 36. Urines, 1000. D. 1018.

Expectoration très-douloureuse, crachats visqueux.

2 novembre. — T. m., 38°8. P. 80. R. 40. T. s. 39°. P. 72. R. 36. Urines, 700. D. 1017.

Prescription : potion gom. avec Kermès, 0,30.

3 novembre. — T m., 38°. P. 72. R. 36. T. s., 38°8. P. 72. R. 36. Urines, 620. D. 1021.

A eu 8 à 10 selles diarrhéiques. Kermès supprimé.

4 novembre. — T. m., 38°8. P. 80. R. 36. T. s., 39°2. P. 80. R. 40.

Urines perdues. A eu 15 selles diarrhéiques. Bruits du cœur nets.

5 novembre. — T. m., 39°. P. 76. R. 36. T. s., 37°. P. 64. R. 40.

Persistance de la diarrhée.

6 novembre. — T. m., 36°2. P. 60. R. 38. T. s., 36°8. P. 44. R. 34.

La défervescence est produite.

7 novembre. T. m., 37°2. P. 36. R. 32. T. s., 36°8. P. 44. R. 34.

Pouls, régulier, excessivement ralenti, très-ample.

8 novembre. T. m., 37°2. P. 44. R. 32. T. s., 36°6. P. 96. R. 24. Urines, 540. D. 1021.

9 novembre. — T. m. 36°5. P. 64. R. 32. T. s. 37°. P. 76. R. 32.

Urines, 460. D. 1020. Beaucoup d'oppression dans la nuit. Le cœur fonctionne avec régularité.

10 novembre. — Urines, 430. D. 1020. Œdème de la jambe gauche. Douleur le long de la face interne de cette jambe. Bruits du cœur nets.

12 novembre. — Urines 280 (dit en avoir perdu à peu près autant) D. 1020.

13 novembre. — Urines, 300. D. 1020. Le matin, pouls, 60. Le soir, 88, faible, un peu inégal et irrégulier. Le gonflement du membre inférieur persiste avec douleur le long du trajet de la veine crurale.

On prescrit de nouveau : infusion de digitale, 0,60.

14 novembre. — Urines, 350. D. 1024. Le matin, pouls, 68. Le soir, 76.

Deuxième infusion de digitale, 0,60.

15 novembre. — Urines foncées, 600. D. 1015. Pouls variable, inégal, petit, 56.

Troisième infusion de digitale, 0,30, avec extrait de quinquina, 4 gr.

16 novembre. — Urines, 250. D. 1014. Le matin, pouls, 60. Le soir, 72.

A vomi 5 ou 6 fois.

On supprime la digitale. Potion de Rivière.

17 novembre. — Urines perdues en partie. D. 1014. Le matin, pouls 56. Le soir, 68.

Même traitement.

18 novembre. — N'a plus vomi. Pouls petit, assez régulier. Urines, 100. D. 1013, légèrement albumineuses. Face un peu bouffie.

19 novembre. — Urines, 420. D. 1015. Le matin, pouls, 58. Le soir, 72 ; œdème du membre inférieur un peu moindre.

20 novembre. — Urines, 400. D. 1012. P. 76.

21 novembre. — Urines, 220. D. 1010. P. 56.

On supprime la potion de Rivière.

Du 22 novembre au 1er décembre. Urines, 600-2300. D. 1009-1011. P. 72-96.

Palpitations depuis deux jours ; l'œdème de la jambe gauche a presque entièrement disparu.

4 décembre. — Diarrhée considérable. Lavement d'amidon.

5 décembre. — La diarrhée persiste. Potion avec extrait thébaïque, 0,05, extrait de ratanhia, 2 gr. Tisane de riz gommé.

14 décembre. — Oppression avec battements du cœur. Bruits du cœur forts et tumultueux, souffle mitral au 1er temps. Les 2 jambes sont œdématiées.

L'analyse chimique des urines donne :

Émission des urines en 24 heures : 680. D. 1009. Réaction acide ; dépôts : mucus. Eau. 665,86 ; matières solides desséchées à + 105°, 14,14 ; urée, 5,056 ; acide urique, 1,067 ; albumine (variété soluble dans l'acide azotique en excès) 0,88 ; par litre, 1,3.

15 décembre. — Se plaint depuis hier d'un point de côté sous l'aisselle droite. T. m. 37°8. P. 128. R. 40. T. s. 38°6. P. 120. R. 36.

Pouls petit, inégal, œdème des deux jambes ; la cuisse droite est douloureuse.

17 décembre. — Pouls très-fréquent, 168, petit, filiforme. Frémissement cataire. Bruits tumultueux, fréquents, frottements péricardiques.

Infusion de digitale, 0,30.

18 décembre. — Le matin, pouls 132, le soir 168. Le ventre enfle, œdème des extrémités inférieures.

2° infusion de digitale, 0,40.

19 décembre. — Abattement considérable. Matin, P. 136. Soir, P. 136.

3° infusion de digitale, 0,40.

20 décembre. — Matin, P. 136. Soir, P. 124.

On supprime la digitale.

21 décembre. — Matin, P. 124. Soir, P. 128.

4° infusion de digitale, 0,40, avec extrait de quinquina, 4 gr.

22 décembre. — Bruits du cœur faibles, tumultueux. Pâleur, anxiété, un peu d'œdème dans le membre supérieur gauche.

On supprime la digitale qu'on remplace par une potion avec esprit de nitre dulcifié et teinture de cannelle.

23 décembre. — Pouls, 120, très-faible.

24 décembre. — Pouls, 124. — Urines rares.

25 décembre. — Pouls, 120. — Densité des urines, 1013. Potion avec liqueur ammoniacale anisée et teinture de cannelle.

26 décembre. — Température hyponormale, 35°6. Pouls, 112. A eu des quintes de toux très-pénibles la nuit. Râles sous-crépitants dans les 2 bases. Bruits du cœur tumultueux.

Pouls petit, presque imperceptible.

La malade meurt le 28 décembre 1877.

Autopsie. — Épanchements d'environ 1 litre et demi de sérosité dans la plèvre. Les deux poumons sont infiltrés de sang.

Le péricarde contient environ 100 grammes de sérosité avec des dépôts fibrineux, dont quelques-uns sont flottants.

Le cœur mesure 12 centimètres de l'origine de l'artère pulmonaire à la pointe, et 13 centimètres transversalement.

Le ventricule droit est considérablement dilaté; il mesure 8 centimètres de la cloison au bord libre. La paroi mesure 13 millimètres. Les valvules sont intactes.

L'oreillette droite est dilatée, et sa paroi épaissie.

La paroi du ventricule gauche mesure deux centimètres et demi à la base.

Pas de rétrécissement, mais les valves sont sclérosées au niveau des insertions tendineuses.

Le muscle est pâle, assez ferme et ne semble pas dégénéré.

Pas d'insuffisance des valvules sigmoïdes.

L'aorte présente quelques dépôts mous, sans incrustation calcaire. Foie muscade avec dégénérescence graisseuse.

Reins petits, couche corticale jaune, décolorée avec quelques stries rougeâtres : leur paroi mesure 1 centimètre d'épaisseur. La substance médullaire est également décolorée.

Dans la veine crurale gauche, immédiatement au-dessous de l'arcade, se rencontre un thrombus ancien, décoloré, ayant contracté des adhérences peu solides. Un peu plus en bas, on trouve des caillots nombreux, devenant de plus en plus rouges, à mesure qu'on avance vers les parties inférieures.

La veine droite est vide.

Si nous avons publié cette observation dans presque tous ses détails, c'est qu'elle nous a paru intéressante à différents points de vue.

Une femme de 40 ans est atteinte d'hypertrophie du cœur. La cause de cette hypertrophie n'a pas été élucidée. Les fatigues inhérentes à la profession qu'exerçait cette femme, peut-être aussi une certaine gêne de la circulation pulmonaire occasionnée par la déviation scoliotique, n'ont pas été étrangères au développement de cette lésion, indépendante, du reste, de toute affection valvulaire. Quoiqu'il en soit, cette hypertrophie donne lieu à tous les symptômes de l'insuffisance cardiaque. La malade fait un premier séjour à l'hôpital : suivant sa propre expression, elle vient pour se faire remonter le cœur par la digitale, et elle a si bien conscience des bons effets de cette médication, qu'à peine sortie de l'hôpital, l'asystolie s'étant reproduite, elle prend spontanément une infusion de digitale. Elle ne tarde pas à revenir au service, où elle prend d'abord de la scille qui n'a paru opérer qu'un simple effet diurétique, puis de la digitale. Les urines peu abondantes, très-denses, ne tardent pas à s'élever à un chiffre presque normal. Le pouls se relève, les battements du cœur se régularisent, lorsque tout d'un coup survient une pneumonie qui guérit, puis une péricardite.

Les phénomènes d'asystolie réapparaissent, on remet la malade à la digitale, mais des symptômes d'intolérance se déclarent : diarrhée persistante, nausées, vomissements, etc. Néanmoins la sécrétion urinaire est activée pendant quelques jours, mais cette amélioration n'est que passagère ; et si la densité des urines reste au-dessous de la normale, c'est qu'à ce moment la malade prend fort peu de nourriture, et que son organisme est dans un état profond de dénutrition. La digitale, dès lors, est devenue tout à fait réfractaire : les urines redeviennent rares, le pouls reste faible et très-fréquent, les battements du cœur sont presque imperceptibles, quoique les bruits soient très-tumultueux, l'œdème se reproduit, les poumons se carnifient, le foie se congestionne et la malade succombe dans la cachexie cardiaque.

La digitale, très-efficace quand l'asystolie était intermittente, n'a plus pu relever l'action du cœur, dès que les accès sont devenus persistants, soit par suite de la péricardite intercurrente, soit par suite de l'anémie considérable occasionnée par la diarrhée prolongée, soit enfin par suite des phénomènes de congestion passive du poumon qui, chez cette malade, se sont produits vers la fin de son existence.

OBSERVATION XIII

(Service de M. le professeur Bernheim).

Insuffisance mitrale. — Hypertrophie du cœur. — Asystolie. — Inefficacité de la digitale.

Gérard (Marie), veuve, sans enfants, âgée de 27 ans, maraîchère, a eu, à l'âge de 8 ans, un rhumatisme articulaire limité aux articulations tibio-tarsiennes. Elle s'est vue obligée, à la suite de cette affection, de marcher avec une béquille pendant un an. Elle a toujours eu des battements de cœur depuis, mais pouvait faire de longues courses et porter des fardeaux sans éprouver de l'oppression. Sa mère est morte d'une affection du cœur.

La malade raconte qu'il y a 6 mois, à la suite d'un refroidissement, elle a eu un frisson, en même temps elle a remarqué que ses jambes enflaient. A la suite de ce refroidissement, ses règles se seraient arrêtées, et elle aurait eu des taches de purpura sur les membres inférieurs.

Elle entre à l'hôpital le 18 juillet 1878.

19 juillet. — Etat actuel : Le matin, T. 37°9. P. 124. R. 36 ; le soir, T. 37°. P. 112. R. 32.

Pouls petit, fréquent, dépressible, présentant de légères irrégularités.

La pointe du cœur bat au 7e espace intercostal à 2 travers de doigt en dehors du mamelon. La matité précordiale s'étend du 3e au 7e espace. Choc assez vif. Souffle au premier temps et à la pointe. Respiration nette avec quelques râles secs.

Taches de purpura, punctiformes, quelques-unes mesurant 1 centimètre d'étendue, sur les membres supérieurs, le thorax, l'abdomen, plus confluentes sur les membres inférieurs, formant, par places, des suffusions assez étendues.

Suppression des menstrues depuis l'apparition du purpura.

Infusion de digitale, 0,75.

20 juillet. — Le matin, T. 37°. P. 120. R. 52; le soir, T. 37°6. P. 96. R. 36. Urines, 200. D. 1015, réaction neutre (a bu 2 litres de limonade).

Hier soir, de 9 à 11 heures, a eu des accès d'oppression ; pouls faible, fréquent ; râles muqueux dans toute la poitrine. On a appliqué des sinapismes et des ventouses, et on a donné une potion avec acétate d'ammoniaque, 6 grammes.

Ce matin, pouls fréquent. Bruits du cœur tumultueux.

Infusion de digitale, 0,75.

21 juillet. — Le matin, T. 37°2. P. 128. R. 52 ; le soir, T. 37°4. P. 128. R. 52. N'a pas conservé ses urines, dit en avoir perdu très-peu avec les selles.

A eu, à 3 heures du matin, une nouvelle attaque d'asystolie qui a duré 5 heures. Oppression très-vive.

Infusion de digitale, 0,75. Vessie de glace sur la région précordiale. Vésicatoire.

22 juillet. — Le matin, T. 38°. P. 116. R. 52; le soir, T. 37°6. P. 124. R. 56. Pas d'urines. A eu, de 7 heures à 9 heures 1/2 du soir, un accès d'oppression. Face pâle, respiration très-laborieuse. Choc du cœur très-fort.

Infusion de digitale, 0,75, avec extrait de quinquina, 4 grammes.

23 juillet. — Le matin, T. 37°. P. 84. R. 44; le soir, T. 36°6. P. 96. R. 52. Urines, 310, légèrement albumineuses, D. 1012.

Pouls un peu plus ample et moins fréquent. Main droite œdématiée. Face bouffie. Oppression encore assez intense.

On supprime la digitale, qu'on remplace par une potion avec extrait de quinquina, 4, rhum, 15, potion gommeuse, 100, sirop d'écorce d'oranges, 30.

24 juillet. — Le matin, T. 37°8. P. 100. R. 44; le soir, T. 38°1. P. 84. R. 40.

L'analyse chimique des urines, faite par M. le professeur Ritter, donne : Emission des 24 heures, 268, D. 1014, réaction acide, dépôts : sédiments briquetés, eau, 259,53, matières solides (desséchées à + 105°), 8.67; urée, 5.19, acide urique, 0,336; chlore des chlorures, 0,743; albumine (variété soluble dans l'acide azotique en excès), faible quantité.

Oppression considérable. Râles sous-crépitants dans les 2 bases. Face plus bouffie.

Iodure d'éthyle, 15 gouttes.

25 juillet. — Le matin, T. 37°2. P. 96. R. 48; le soir, T. 37°5. P. 104. R. 52. Urines, 240, D. 1015. La malade a craché un peu de sang rouge spumeux. Respiration rugueuse avec rhonchus et râles muqueux dans les 2 bases. Respiration anxieuse.

26 juillet. — Le matin, T. 37°8. P. 112. R. 52; le soir, T. 38°2. P. 112. R. 52. Pouls très-fréquent. Face très-bouffie. Urines et selles involontaires.

27 juillet. — T. 39°. P. 136. R. 56. Mort.

Autopsie. — Cœur considérablement hypertrophié, mesure 12 centimètres transversalement et 12 centimètres verticalement.

La paroi du ventricule droit mesure 8 millimètres d'épaisseur. Celle du ventricule gauche présente 18 millimètres d'épaisseur.

Le bord de la valvule mitrale est couvert d'une guirlande de végétations verruqueuses de toutes dimensions, qui font saillie dans le ventricule. L'un des tendons antérieurs du pilier droit est transformé, depuis la colonne charnue, jusqu'à son insertion à la valvule, en une masse végétante verruqueuse, infiltrée de matière calcaire et mesurant 2 centimètres de largeur et quelques millimètres d'épaisseur. L'orifice valvulaire admet facilement le doigt; les valves elles-mêmes sont souples et mobiles.

La valvule étant incisée, on constate que la face interne, surtout au niveau de la valve gauche et vers l'angle postérieur est recouverte de végétations qui lui donnent un aspect framboisé.

L'oreillette n'est pas très-dilatée, elle mesure 6 centimètres de hauteur jusqu'au bord valvulaire inférieur et 12 centimètres de largeur.

Les valvules sigmoïdes de l'aorte sont intactes.

Le muscle cardiaque n'est pas dégénéré.

Les poumons sont infiltrés de sérosité sanguinolente, cependant ils crépitent. Pas d'induration, ni d'infarctus.

Le foie est gras et anémié.

Les reins présentent un volume normal. — A la coupe, la substance corticale est pâle et dégénérée; la substance tubuleuse est violacée.

Ici, malgré 4 potions de digitale, le pouls est resté petit et fréquent, les battements du cœur tumultueux. La tension artérielle n'a jamais été augmentée : la diurèse a toujours été faible. La densité des urines, il est vrai, a diminué dans les derniers temps, mais, ici encore (voir l'observation XII), nous pouvons faire observer que la malade à ce moment prenait fort peu d'aliments. Pourquoi la digitale est-elle restée absolument inefficace ? Outre l'altération profonde du sang qui existait chez notre malade, et qui s'est traduite, pendant la vie, par des taches de purpura disséminées sur tout le corps, plusieurs affections viscérales sont venues compliquer la cardiopathie. La congestion pulmonaire intense, la dégénérescence graisseuse du foie et des reins n'ont pas été sans contribuer puissamment à rendre l'asystolie réfractaire à la médication.

OBSERVATION XIV

(Service de M. le professeur BERNHEIM).

Bronchite chronique et emphysème. — Hypertrophie du cœur. — Asystolie. — Inefficacité de la digitale.

Fiacre (François), âgé de 53 ans, journalier, tousse et crache depuis une dizaine d'années. Éprouve des battements de cœur depuis 2 ans, mais a pu néanmoins continuer son travail. Les battements sont plus forts depuis 4 mois, oppression, œdème des membres inférieurs d'abord fugace, puis persistant depuis 15 jours. Entre à l'hôpital le 27 juin 1878.

28 juin. — État actuel : Pas de voussure précordiale, choc du cœur très faible, se perçoit au-dessous et en dehors du mamelon.

Pouls petit, fréquent, 120, mais égal et régulier.

Bruits du cœur réguliers, on semble entendre au 1er temps un souffle doux avec piaulement.

Œdème considérable des jambes, du scrotum, des parois abdominales et des mains.

L'examen physique de la poitrine révèle les signes d'une bronchite chronique, d'un emphysème avec un peu d'œdème pulmonaire.

Infusion de digitale, 0,75. Mouchetures sur la jambe.

29 juin. — Urines, 300. D. 1024. P. 104.

Infusion de digitale, 0,75.

30 juin. — Urines, 460. D. 1026. P. 108.

Infusion de digitale, 0,75.

1er juillet. Urines, 400. D. 1024. P. 96.

2 juillet. — Urines, 550. D. 1024. P. 92. Délire pendant la nuit.

3 juillet. — Urines, 400. D. 1024. P. 104.

Prescription : Bicarbonate de soude, 5 grammes, chlorure de sodium, 2 grammes, eau, 1 litre.

4 juillet. — Urines, 400. D. 1021. P. 108. Beaucoup de rhonchus et de râles sous-crépitants.

5 juillet. — Urines, 450. D. 1024. P. 112.

7 juillet. — Urines, 450. D. 1024. L'anasarque persiste. Bruits du cœur faibles. P. 100.

8 juillet. — Urines, 400, légèrement albumineuses. D. 1023. P. 112. Oppression considérable la nuit.

Prescription : Potion avec liqueur ammoniacale anisée, 2 gr., eau de tilleul, 50, eau de fl. d'oranger, 50, oxymel scillitique, 15 gr.

9 juillet. — Urines, 400. D. 1020. P. 104. Vin scillitique amer, 100.

10 juillet. — Urines, 500. D. 1020. P. 108.

11 juillet. — Urines, 400. P. 104. Malaga, 100 grammes.

12 juillet. — L'analyse chimique faite par M. le professeur Ritter donne les résultats suivants : Urines (Émission des 24 heures) 400. Densité, 1020. Réaction alcaline, eau, 381,52. Matières solides desséchées à + 105°, 18,48. Urée, 9,008, acide urique, 2,26, chlore des chlorures, 2,4, acide phosphorique total : 0,3, albumine, 0,80.

Pouls, 104.

13 juillet. — Urines, 300. P. 104. Infusion de digitale, 0,75.

14 juillet. — Urines, 420. P. 116. Infusion de digitale, 0,75.

15 juillet. — Urines, 300. P. 108. Infusion de digitale, 0,75 ; ajoutez oxymel scillitique, 30 grammes.

16 juillet. — Urines en partie perdues ; il en reste 150 grammes. A déliré toute la nuit. Pouls un peu plus ample, 100. Ascite.

17 juillet. — Urines, 450. P. 84.

18 juillet. — Urines, 600. P. 92.

19 juillet. — Urines, 450. P. 96. Délire quelquefois agité.

20 juillet. — Urines, 460. Pouls petit, fréquent, 112.

21 juillet. — L'analyse chimique des urines donne : Urines, 300, densité, 1020, ré-

action alcaline, eau, 286,14, matières solides, 13,86, urée, 6,88, acide urique, 0,94, chlore des chlorures, 1,005, acide phosphorique total, 0,147, albumine, 1,05. Pouls, 104.

Prescription : Esprit de nitre dulcifié, 2 grammes, eau de tilleul, 50, eau de fleurs d'oranger, 50, sirop d'écorce d'oranges, 30.

24 juillet. — Urines, 400. P. 108, très petit. Cris et délire, très agité la nuit.

Potion avec extrait de jusquiame, 0,15, eau de laurier-cerise, 10, potion gommeuse, 100, sirop simple, 30.

27 juillet. — L'analyse chimique donne : Urines, 370, densité, 1023, réaction acide, eau, 350,40, matières solides, 19,60, urée, 10,66, acide urique, 0,45, chlore des chlorures, 0,91, acide phosphorique total : 1,05, albumine, 1,3.

Pouls, 112.

29 juillet. — Urines, 600. P. 112. Vive oppression.

31 juillet. — Urines, 400. P. 120. Potion avec extrait thébaïque, 0,05.

1er août. — Urines, 400, rouges. P. 112. Quelques crachats hémoptoïques.

2 août. — Urines, 400. P. 104. Engouement pulmonaire considérable.

3 août. — Urines, 250. P. 104. Mort le 4 août.

Autopsie. — Épanchement assez considérable dans la plèvre gauche (1 litre environ). Epanchement ascitique (2 litres) dans le péritoine.

Cœur volumineux, dilaté en gibecière, pesant 610 grammes, 20 grammes environ de sérosité dans le péricarde. Le cœur présente 14 centimètres de diamètre transversal, dont 7 centimètres de la base au sillon inter-ventriculaire, et 11 centimètres de diamètre vertical.

Le cœur droit contient du sang fluide et quelques caillots mous.

Ses parois sont hypertrophiées. Elles mesurent un centimètre d'épaisseur à la base.

Les valvules sont saines.

Le cœur gauche contient beaucoup de sang liquide et quelques caillots mous.

Les oreillettes ne paraissent pas considérablement hypertrophiées. La valvule mitrale présente un léger épaississement au niveau des insertions tendineuses.

Le muscle est pâle, mais assez ferme.

Dépôts athéromateux dans l'aorte, pas d'insuffisance ni de rétrécissement des valvules sigmoïdes.

Poumon. — Emphysème supplémentaire en avant. Congestion dans les 2 bases, carnification.

Foie. — Il mesure 20 centimètres transversalement, et 19 centimètres d'avant en arrière. Coloration brun très-foncé. Congestion veineuse très-accentuée. Vésicules gorgées de bile jaune.

Reins fortement congestionnés. Coloration rouge de la substance corticale et tubuleuse.

Ici, c'est une bronchite chronique qui paraît être le point de départ de l'asystolie. Trois infusions de digitale sont successivement administrées, mais la tension artérielle n'a jamais été modifiée : les urines ne sont pas allées au delà de 500, leur poids spécifique a toujours été très-élevé. La digitale, en effet, ne pouvait rien contre les lésions pulmonaires, hépatiques et rénales qui s'étaient produites chez ce malade. L'autopsie, en effet, vint confirmer le diagnostic qu'on avait porté : les poumons étaient complétement carnifiés, le foie et les reins fortement congestionnés. En présence de troubles si graves, la digitale devait nécessairement rester impuissante.

OBSERVATION XV

(Service de M. le Professeur Bernheim)

Insuffisance aortique. — Dilatation du cœur droit. — Anasarque considérable. — Inefficacité de la digitale.

Choasem (Louise), colporteuse, 38 ans, a eu pour la première fois des battements de cœur il y a six ans. Aurait eu de l'œdème de la jambe gauche pour la première fois, il y a cinq ans; jamais de rhumatisme articulaire. Depuis trois semaines, ne peut plus s'occuper de son commerce. Entre à l'hôpital le 5 février 1878.

6 février. — État actuel : le matin, T. 36°6. P. 84. R. 24; le soir, T. 37°4. P. 104. R. 28.

Pouls régulier, égal. Cyanose de la face; œdème considérable des jambes et de l'abdomen. Pas d'ascite notable.

La pointe du cœur bat au 6° espace et à un travers de doigt en dehors du mamelon.

Les veines du cou sont dilatées. Pas de pouls veineux. Bruit de souffle diastolique à la base et au 2° temps; ce souffle se propage dans les carotides.

Sibilances et rhonchus dans toute la poitrine. Œdème dans les bases avec un peu de respiration soufflée.

Infusion de digitale, 0,75.

7 février. — Le matin, T. 36°8. P. 84. R. 36 ; le soir, T. 37°4. P. 84. R. 30. Rétention d'urines. A la suite d'un cathétérisme, 150 grammes d'urines rouges et chargées.

Infusion de digitale, 0,75.

8 février. — Le matin, T. 36°5. P. 92. R. 32 ; le soir, T. 37°2. P. 104. R. 36. Infusion de digitale, 0,75.

9 février. — Le matin, T. 36°8. P. 84. R. 32 ; le soir, T. 37°. P. 88. R. 32. L'œdème persiste ; mouchetures. Suppression de la digitale.

10 février. — Le matin, T. 36°8. P. 88. R. 28 ; le soir, T. 37°. P. 116. R. 32. Urines en partie perdues. La densité de celles qui restent est 1020.

11 février. — Le matin, 36°8. P. 84. R. 32 ; le soir, T. 38°. P. 112. R. 32. Dyspnée un peu moindre ; respiration soufflée à l'angle de l'omoplate des deux côtés. Pouls dépressible, mais assez ample, régulier et égal. La figure est bouffie.

Infusion de digitale, 0,60.

12 février. — Le matin, T. 37°. P. 124. R. 40 ; le soir, T. 37°4. P. 92. R. 30. Respiration plus laborieuse ; râles disséminés dans les deux bases ; expiration soufflée dans les fosses sus et sous-épineuses droites. Le pouls est très-fréquent. Anasarque.

Digitale supprimée. Potion avec esprit de nitre dulcifié, 4 grammes ; eau de mélisse, eau de tilleul, 50 grammes ; teinture de cannelle, 10 grammes.

13 février. — Le matin, T. 37°4. P. 108. R. 36 ; le soir, T. 38°4. P. 96. R. 36. Toux très-pénible ; urines rares perdues avec des selles diarrhéiques nombreuses. Anasarque considérable.

Sirop de morphine, 30 grammes.

14 février. — Le matin, T. 37°. P. 100. R. 32 ; le soir, T. 38°6. P. 112. R. 28. On constate à la jambe gauche des plaques noires ayant l'apparence de sphacèle superficiel. Petite plaie blafarde produite par la rupture de la peau distendue. A la face interne de la jambe et de la cuisse droites, les piqûres suppurent ; elles sont le point de départ d'une lymphite. Extrémités fraîches. Somnolence. Mort.

Autopsie. — Le cœur mesure 11 centimètres et demi depuis l'origine de l'aorte, 12 centimètres transversalement. Petites ecchymoses sous-péricardiques ; tissu pâle, décoloré, mais assez ferme ; oreillette droite très-dilatée.

Le cœur gauche contient un peu de sang fluide ; sa paroi, très-épaissie, mesure 2 centimètres et demi.

Insuffisance des valvules sigmoïdes de l'aorte. Les deux valves postérieures sont épaissies ; l'antérieure est intacte ; celle du côté droit ne peut pas se renverser, celle du côté gauche fonctionne encore. Pas de rétrécissement notable. La valve droite présente, dans son épaisseur et sur le bord, un noyau crétacé, pisiforme.

Au-dessus, l'aorte est dilatée et mesure 11 centimètres de circonférence. Depuis son origine jusqu'à sa division, elle est parsemée de plaques athéromateuses, quelques-unes infiltrées de sels calcaires. Tunique interne épaissie.

Les poumons présentent un peu de carnification à la base et de la congestion.

Foie volume normal, muscade, hypérémié.

Rate dure, assez petite, mesure 11 centimètres de hauteur sur 7 de largeur.

Les reins présentent un volume normal ; la capsule n'adhère pas, surface lisse, substance corticale un peu épaissie ; hypérémie veineuse.

La digitale, ici, est restée absolument inefficace. Il ne pouvait, du reste, en être autrement ; l'anasarque considérable qui a existé durant tout le séjour de la malade à l'hôpital, devait forcément entraver l'action du médicament. Le pouls est toujours resté très-fréquent ; les urines perdues, en grande partie, n'ont pu être examinées qu'une ou deux fois ; leur densité était 1020. Les symptômes d'œdème pulmonaire ont toujours persisté. Dès phénomènes d'intolérance (selles diarrhéiques) ne tardent pas à se produire. Le pouls arrive à 112, et la malade succombe au milieu de symptômes asphyxiques.

OBSERVATION XVI

(Service de M. le professeur Bernheim).

Tuberculose. — Dilatation du cœur droit. — Asystolie. — Inefficacité de la digitale. — A l'autopsie, dégénérescence graisseuse du cœur.

Gudin (Jean), 49 ans, commissionnaire, tousse depuis 10 ans. Expectoration très-considérable depuis deux ou trois mois. A eu les pieds enflés il y a six mois. Jamais de rhumatisme articulaire, mais antécédents alcooliques. Entre à l'hôpital le 7 mars 1878.

État actuel. — Le matin, T. 38°4. P. 136. R. 28 ; le soir, T. 38°. P. 124. R. 28. Œdème des extrémités inférieures et des parois abdominales. Bouffissure de la face. Veines superficielles très-marquées. Pouls veineux dans les jugulaires. Respiration costo-diaphragmatique. Battements épigastriques. La pointe bat au 7e espace intercostal à 2 travers de doigt en dehors du mamelon.

Pouls petit, fréquent, mais assez régulier.

Submatité précordiale au 3e espace, matité du 4e au 7e espace intercostal.

Sonorité moindre sous la clavicule droite, diminution du bruit vésiculaire du même côté. Submatité dans la fosse sus-épineuse droite, souffle et râles secs au sommet du même côté. Respiration rude et sèche dans toute la hauteur. Retentissement de la voix dans la fosse sus-épineuse gauche.

Traitement : potion avec extrait thébaïque, 0,05. Vin de quinquina, 100.

9 mars. — Le matin, T. 37°5. P. 128. R. 32 ; le soir, T. 38°4. P. 120. R. 32.

Urines en quantité très-faible, D. 1041, albumineuses et hémaphéiques.

Infusion de digitale, 0,75. Sirop de morphine, 30 grammes.

10 mars. — Le matin, T. 37°. P. 108. R. 24 ; le soir, T. 37°4. P. 120. R. 28.

Pouls très-petit ; bruits du cœur faibles. A vomi toute la nuit.

Infusion de digitale, 0,60, avec extrait de quinquina, 4 gr. Thé au rhum, 60.

11 mars. — Le matin, T. 37. P. 120. R. 34 ; le soir, T. 37°2. P. 100. R. 24. Urines, 250 gr. D. 1041. Les battements du cœur sont tremblotants.

Même état de la respiration.

Infusion de digitale, 0,60.

12 mars. — Urines, 500. D. 1020. Pouls 120, un peu plus ample, toujours fréquent.

Suppression de la digitale.

13 mars. — Urines, 1000. D. 1021. P. 116.

16 mars. — Urines, 450. D. 1025. P. 112.

17 mars. — Urines, 500. D. 1030. P. 128. Sueurs abondantes. 2 granules d'atropine.

23 mars. — Le malade délire. Urines chargées de sang.

26 mars. — Urines rares, 400. D. 1030.

Prescription : extrait alcoolique de scille, 1,20. Kermès, 0,30.

6 avril. — L'anasarque augmente du côté droit. Œdème pulmonaire. Le malade urine très-peu. Œdème considérable. Expectoration muco-purulente. — Mort.

Autopsie. — Épanchement séreux d'environ 2 litres dans la plèvre droite, petite quantité de liquide à gauche.

A droite, au sommet du poumon, induration noire, uniforme, renfermant dans son épaisseur une petite caverne du volume d'un gros pois. Autour de cette cavernule se trouve une dizaine de petits îlots de matière caséeuse. Le reste du poumon est simplement congestionné, pas de granulations.

Au sommet gauche, excavation de 5 centimètres de hauteur contenant du tissu pulmonaire ramolli. Le reste du poumon est fortement congestionné. Œdème séro-sanguinolent.

Le cœur mesure 13 centimètres transversalement, dont 10 centimètres jusqu'au sillon inter-ventriculaire, et 12 centimètres de haut en bas.

Le cœur droit est dilaté : la paroi du ventricule droit mesure 1 centimètre d'épaisseur ;

celle du ventricule gauche mesure 18 millimètres d'épaisseur. La valvule mitrale est intacte.

Le tissu musculaire est pâle, flasque, dégénéré.

L'aorte est parsemée dans toute sa hauteur de plaques athéromateuses.

Le foie mesure 25 centimètres transversalement et 20 centimètres d'avant en arrière. Quelques taches grisâtres à sa surface. Dégénérescence graisseuse.

Les reins présentent un volume normal. Hypérémie veineuse.

OBSERVATION XVII

(Extraite des leçons de clinique médicale du Dr H. Bernheim)

Battements de cœur depuis l'enfance — Efforts musculaires considérables. — Hypertrophie du cœur. — Symptômes d'asystolie. — Digitale inefficace. — A l'autopsie, hypertrophie et dégénérescence graisseuse du cœur.

La veuve Godard, âgée de 66 ans, entre à l'hôpital le 19 octobre 1874 pour palpitations cardiaques. Depuis l'âge de 6 ans, dit-elle, elle en souffre. Tous ses enfants ont eu des maladies de cœur. Il y a très longtemps qu'elle a eu les pieds enflés pour la première fois. Cette femme avait souvent des discussions violentes avec son mari. Elle était obligée malgré son grand âge, de prendre la massue et de forger pour aider son mari. Outre sa mauvaise alimentation, elle était adonnée à la boisson.

On constate choc du cœur vif, avec léger frémissement ; la pointe bat au-dessous de la 7e côte. Pouls petit, irrégulier. Bruit de souffle assez rude au premier temps à la pointe. Hypertrophie considérable du corps thyroïde ; veines du cou gonflées ; pouls veineux. Œdème léger des extrémités inférieures, ascite légère. Râles trachéaux. Du côté gauche à la base, en arrière, submatité, diminution des vibrations thoraciques, égophonie.

Prescription : 0,60 herbe de digitale en infusion, tisane de café.

Le 21 octobre, la malade n'émet que 500 grammes d'urines sans albumine, troubles et colorées. Pouls toujours inégal, irrégulier à 100. La malade prend jusqu'au 23 octobre, quatre potions de digitale.

Le 23, la digitale n'a produit qu'un ralentissement du cœur sans augmenter sa force. Cœur toujours faible, souffle doux, présystolique à la pointe. Pouls faible à 60.

Ventouses sèches, thé au rhum, tisane de café.

Le 24 octobre, pouls 44 le matin ; urines, 50 grammes en 24 heures, jumenteuses. Le soir, pouls très-fréquent, petit, inégal, irrégulier.

Le 25 octobre, même état. Urines, 40 grammes. Pouls fréquent et faible. Intelligence nette. Vers six heures et demie, la malade tombe morte sur son lit.

Autopsie. — Adhérence peu ancienne du poumon gauche avec les parois thoraciques ; épanchement pleurétique assez considérable (2 litres à gauche). Le poumon droit est libre ; foie cirrhotique. Le cœur est très-hypertrophié, il mesure 14 centimètres de hauteur depuis le sillon auriculo-ventriculaire, et 16 centimètres dans sa largeur la plus grande. Quelques plaques laiteuses à sa surface. Cœur droit rempli de sang liquide et de caillots mous et noirs, très-dilaté et hypertrophié ; sa paroi mesure 2 centimètres d'épaisseur à la base, et deux tiers de centimètre d'épaisseur au sommet. Le cœur gauche est aussi très-hypertrophié, la paroi a 3 centimètres d'épaisseur ; la cavité ventriculaire peu dilatée a 3 centimètres de diamètre transversal. La valvule tricruspide est intacte ; la valve gauche de la valvule mitrale est un peu raccourcie et épaissie ; les cordages tendineux sont épaissis et les piliers charnus du cœur présentent l'aspect jaunâtre et graisseux ; mais il ne semble y avoir ni rétrécissement, ni insuffisance. Le tissu musculaire du cœur est pâle et jaune par places ; il est peu ferme. L'examen microscopique confirme la dégénérescence graisseuse des fibres musculaires du cœur.

Dans les observations XVI et XVII, le pouls était inégal, irrégulier, la diurèse était très-peu abondante ; le pouls a été ralenti, mais le cœur n'a pu être renforcé : la digitale, en effet, aurait pu relever l'action de cet organe, si la texture n'en eût été altérée ; mais elle devient impuissantes, alors que l'élément musculaire est dégénéré.

OBSERVATION XVIII

(Service de M. le Professeur Bernheim)

Asystolie où la digitale échoue. — Souffles à la pointe et à la base. — Dilatation du cœur sans hypertrophie ni dégénérescence graisseuse. — Péritonite finale.

Rivière (Marie), 37 ans, brodeuse, non mariée, mère d'un enfant, a cessé d'être réglée depuis dix ans, époque de sa grossesse. A eu, après son accouchement, des hémoptysies qui ont duré deux mois, mais qui ne se sont plus renouvelées.

Vers l'âge de 17 ans, étant au couvent, a eu des attaques d'hystérie pendant une période de dix-huit mois. L'année suivante, elle eut un accident qui détermina, dit-elle, une déformation du thorax, qui paraît plutôt due au rachitisme. N'a jamais eu de rhumatisme articulaire. Vers la même époque où elle eut ses crises hystériformes, elle fut sujette, pendant près de deux ans, à des palpitations très-violentes. Ces palpitations, totalement disparues depuis vingt ans, ont repris avec une nouvelle intensité il y a deux mois, et, depuis six semaines, elle a de l'œdème des extrémités inférieures. La malade entre à l'hôpital le 11 mars 1875.

A son entrée, face pâle, lèvres cyanosées, anémie considérable, amaigrissement très-marqué. Œdème des extrémités inférieures, épanchement ascitique assez faible. Le thorax est grêle, étroit, aplati latéralement, un peu déprimé au-dessous des seins, ce qui tient à la déformation de la colonne vertébrale.

La pointe du cœur bat au 6e espace intercostal, à un travers de doigt en dehors du mamelon ; choc assez fort. Matité précordiale augmentée. Bruit de souffle au 1er temps et à la base, vers le bord gauche du sternum, bruit qui s'entend aussi, mais faiblement, à la pointe. Bruits du cœur réguliers. L'examen de la poitrine fournit une sonorité normale à la percussion, des rhonchus et des sibilances en avant, et des râles sous-crépitants disséminés en arrière, surtout dans les bases. T. 35°4. P. 88. R. 36.

Prescription : infusion d'herbe de digitale, 0,75 ; en outre, sirop de tolu et sirop de goudron, 60 grammes, une cuillerée toutes les heures.

13 mars. — Pouls petit, lent ; 200 grammes d'urines dans les 24 heures, présentant un léger trouble albumineux.

Le matin, T. 35°4. P. 104. R. 36 ; le soir, T. 36°4. P. 96. R. 36. Infusion de digitale, 0,75.

14 mars. — Urines toujours peu abondantes, 250 grammes, rouges, contenant un grand dépôt d'urates. L'œdème des extrémités disparaît. Léger œdème de la main gauche ; dyspnée. Lèvres et ailes du nez cyanosées ; pouls petit. T. 36°4 à 36°. P. 78 à 100, R. 48 à 50.

Infusion de digitale, 0,75.

15 mars. — Urines, 250 grammes. La digitale n'a pas agi. Quelques nausées ; pas de tubes hyalins ou fibrineux dans les veines.

Suppression de la digitale.

Même état jusqu'au 25 mars, où elle reprend 0,30 de digitale trois jours de suite sans effet.

Le 28 mars, la pointe du cœur bat dans le sixième espace intercostal à deux travers de doigt en dehors du mamelon. On entend à ce niveau un bruit de souffle très marqué au premier temps et à la base. Pouls faible, petit, dépressible, intermittent. Souffle et râles d'œdème à droite, moins marqué à gauche. Urines, 500 grammes.

29 mars. — Pouls à peine sensible. Mêmes symptômes. Urines, 600 grammes.

30 mars. — Six selles diarrhéïque abondantes. Urines perdues. Œdème très-marqué à la jambe droite et à la main du même côté, moins marqué à gauche.

31 mars. — Cinq selles diarrhéïques ; 350 grammes d'urines.

5 avril. — La matité précordiale est plus considérable. Engouement pulmonaire. L'œdème se généralise. Vin de Corvisart, 100 grammes.

6 avril. — Urines involontaires. Ascite devient considérable. P. 112, R. 36. Tisane de café.

12 avril. — L'œdème et l'ascite augmentent. On pratique des piqûres aux cuisses pour laisser écouler la sérosité et on prescrit : infusion de digitale, 0,75. Pouls, 116.

13 avril. — Digitale supprimée.

Du 22 avril au 1er mai, la malade se trouve dans un état plus satisfaisant, tout en ayant encore de l'anasarque et de la dyspnée. Elle succombe par une érysipèle aux cuisses.

Autopsie. — Vaste érysipèle ayant envahi tout l'abdomen et les parties internes et antérieures des cuisses et de la vulve. A l'ouverture de l'abdomen, il s'écoule environ quatre litres de liquide séreux ; anses intestinales agglomérées et refoulées au sommet de l'abdomen.

Le péricarde contient environ 300 grammes de liquide séreux. Plaques laiteuses sur la face antérieure et le bord externe du ventricule droit. Cœur dilaté en gibecière, sans hypertrophie notable. Pas de dégénérescence graisseuse ; le muscle cardiaque est rouge et ferme. La valvule mitrale n'offre pas la moindre lésion. Les valvules sigmoïdes de l'aorte sont intactes ; pas d'insuffisance de ces valvules. Pas de rétrécissement de l'orifice aortique. Pas d'altération de l'artère pulmonaire.

Les reins sont petits, pâles, paraissent altérés, mais l'examen microscopique fait plus tard n'y fait pas reconnaître de lésions inflammatoires. Foie congestionné, muscade, adhère au diaphragme.

Rate petite et dure.

Poumons œdématiés, présentent un peu d'emphysème de leur bord antérieur. Noyau calcifié au sommet d'un poumon. Pas d'adhérence des plèvres. Pas d'épanchement pleural.

OBSERVATION XIX.

(Extraite des leçons de clinique médicale par le Dr H. BERNHEIM).

Jeune homme sujet aux palpitations. — Oppression et asystolie subite. — Hypertrophie du cœur sans lésions valvulaires notables. — Inefficacité de la digitale.

Barthel (Georges) entre à l'hôpital le 18 février. Il est âgé de 17 ans ; son état général est si grave que nous avons peine à obtenir des renseignements sur ses antécédents. Pourtant nous apprenons qu'il n'a jamais eu de rhumatisme articulaire, mais qu'il a eu depuis l'âge de 7 à 13 ans une chorée généralisée. Il est très-sujet aux palpitations. Il prétend que sa maladie date de six mois, époque où il fit une chute sur la tête. Il éprouva aussitôt de l'oppression, qui ne fit qu'augmenter. Depuis trois mois, œdème des extrémités inférieures.

A son entrée, 19 février, face bouffie, paupières infiltrées, regard vague, subdelirium. Lèvres rouges, foncées, cyanosées, extrémités bleuâtres. Respiration fréquente, 34. Râles perceptibles à distance. Pouls petit, inégal, 120. Anasarque considérable. Ascite, développements de la circulation collatérale abdominale. Le foie, hypérémié, arrive à deux travers de doigt au-dessus de l'ombilic.

La pointe du cœur bat au sixième espace intercostal, à 2 centimètres en dehors du mamelon. Le choc est vif, pas de frémissement cataire. La submatité précordiale commence au 2e espace intercostal, atteint le 7e espace et s'étend en largeur du milieu du sternum à 2 centimètres en dehors du mamelon. Les bruits du cœur sont assez forts, irréguliers. De temps en temps on entend à la pointe et au premier temps un bruit de souffle doux, au premier et au deuxième temps souffle à la base. La sonorité pulmonaire est normale en avant, gros rhonchus et sibilances. En arrière matité des deux côtés, à partir de l'angle de l'omoplate. Respiration obscure aux 2 bases. Au-dessus des limites de la matité, respiration bruyante, expiration prolongée et gros rhonchus.

Matin : T. 39°,8, P. 84, R. 40 ; soir : T. 38°,5, P. 140, R. 34.

Prescription : Vin rouge, 100 grammes ; teinture de cannelle, 1 gramme ; rhum, 10 grammes ; sirop d'écorce d'oranges, 30 grammes. Infusion de digitale, 0,75. Piqûres pratiquées aux cuisses ; ventouses sèches.

20 février. — Il s'est écoulé beaucoup de sérosité par les piqûres. Pouls très-fréquent, petit, irrégulier. Urines très-peu abondantes, 300 grammes, renfermant une faible quantité d'albumine et des dépôts d'urates et de cristaux de phosphate ammoniaco-ma-

génésien. T. 38°4 matin et 38° le soir, P. 140 et 100, R. 52 et 36. Infusion de digitale, 0,75.

21 février. — L'état général est toujours très-grave. Il s'est écoulé encore beaucoup de sérosité par les piqûres. L'œdème a diminué. Toujours un bruit de souffle au premier temps et à la pointe.

Prescription : thé avec rhum, 50 grammes. T. 38°8 et 39°. P. 110 et 100. R. 36 et 40. Infusion de digitale, 0,75.

22 février. — Extrémités froides et cyanosées. Râles trachéaux. T. 38°4, et 38°4 le soir; pouls 108 et 100 ; R. 40, et 54 le soir.

Urines 750 grammes, jumenteuses, dépôts abondants de carbonates et de phosphates ; réaction alcaline. Densité 1023 sans albumine ni matières colorantes anormales.

Ventouses sèches. Sinapismes. Malaga. 23 février : Mort.

Autopsie. — Anasarque, épanchement séreux dans la cavité abdominale, les plèvres et le péricarde. Les deux poumons sont refoulés à la partie supérieure du thorax. Ils présentent un aspect carnifié ; ils offrent les signes de la congestion chronique ; atélectasie pulmonaire du côté gauche. Plèvre viscérale épaissie ; œdème et ecchymoses sous-pleurales. Le cœur est très-hypertrophié, très-dilaté (cor bovinum). Quelques ecchymoses sous-péricardiques. Pas de dégénérescense graisseuse. La valvule mitrale est presque saine, elle présente un peu d'épaississement de son bord libre au niveau surtout de l'insertion des cordages tendineux, mais ces lésions sont très-insignifiantes ; elles ne peuvent déterminer l'insuffisance de la valvule ; d'un autre côté, il n'y a pas d'adhérence des valves entre elles, en un mot, aucun signe d'endocardite ancienne ; pas de rétrécissement de l'orifice mitral. Les valvules sigmoïdes présentent sur le bord libre des trois valvules un liseré de végétations très-fines, comme des têtes d'épingle ; et les valvules elles-mêmes sont intactes et parfaitement suffisantes. Pas de rétrécissement de l'orifice aortique. Le foie est hypérémié, graisseux, encore assez consistant ; quelques ecchymoses sous la capsule. Les reins, de volume normal, sont durs et offrent les signes de la congestion chronique. La substance corticale est jaunâtre. Les pyramides, altérées à leur base, présentent quelques points hémorrhagiques et des traînées jaunâtres.

Comment se fait-il que la digitale, qui très-souvent fait merveille dans ces cas, soit restée inefficace dans les observations XVIII et XIX que nous venons de rapporter ? Voici comment s'exprime à cet égard M. le professeur Bernheim : « Faut-il penser que le médicament n'a pas agi parce que l'innervation du cœur était modifiée ? Le muscle cardiaque était intact, mais le système nerveux central ou intrinsèque de l'organe sur lequel la digitale agit pour le renforcer était paralysé ou altéré de manière à ne pas répondre à l'incitation de cette substance ? Est-ce peut-être dans un trouble primitif de cette innervation que réside la cause qui a amené l'affection cardiaque ? Ce sont des questions auxquelles je ne saurais répondre ; ce serait me perdre dans les hypothèses. »

CHAPITRE IV

MODES D'ADMINISTRATION ET DOSES

Après avoir indiqué les cas où la digitale convient, ceux où elle n'agit pas, ceux enfin où elle peut devenir dangereuse, il nous reste à examiner sous quelle forme il convient de l'administrer.

Quel que soit le genre de préparation que l'on choisisse (pilules, teintures, sirops), nous pensons qu'elles peuvent toutes être efficaces, pourvu qu'elles renferment une dose appropriée de digitale. Quant aux cataplasmes, aux frictions, aux lavements, les cliniciens qui y ont eu recours, sont arrivés à des résultats fort incertains. Ces médications n'ont eu souvent que des effets purement locaux ; d'ailleurs on ne les employait que dans le but d'éviter l'action eméto-cathartique de la digitale ; mais quelle que soit la voie d'entrée de ce médicament, n'en affecte-t-il pas moins les organes de la digestion ?

Dans ces derniers temps, on a beaucoup préconisé la digitaline, principe actif de la digitale, en raison de la facilité de son administration. Mais pour que son action fût uniforme, il faudrait que ce produit sortît toujours de la même officine et fût préparé exactement de la même manière. D'autre part, la digitaline Nativel possède une telle intensité d'action que son emploi peut devenir dangereux ; pour la digitaline Homolle, elle n'a pas toujours donné des résultats absolument comparables.

Les injections sous-cutanées de digitale ont été employées par Otto et Witkowski ; mais ce dernier ne tarda pas à constater, à la suite des injections, des accidents locaux graves, et en particulier un phlegmon du bras qui nécessita de nombreuses incisions. Nous-même, avons essayé, à la clinique, de donner une injection de digitale à un malade, qui, à la suite de l'administration d'une infusion, avait eu des vomissements. Nous nous servions de la solution suivante :

Infusion concentrée de digitale, $\frac{5}{100}$.

A chaque injection (seringue de Pravaz), on faisait, par conséquent, pénétrer 5 centigrammes de digitale ; mais un abcès étant survenu à l'endroit de la piqûre, nous en avons cessé, dès lors, l'emploi.

Hirtz, qui était un des médecins maniant le mieux la digitale, préférait l'infusion à toutes les autres préparations. Il la formulait ainsi :

Poudre de feuilles de digitale, 0,50.

Faire infuser pendant 30 minutes dans : eau, 100 à 70°.

Nous nous sommes entièrement conformé à l'avis du savant et très-regretté clinicien, et nous avons toujours obtenu de l'infusion les meilleurs résultats, quand il s'agissait d'augmenter le travail du cœur. Nous avons employé cette médication à la dose moyenne de 0,75, et nous l'administrions pendant trois ou quatre jours. Le plus souvent, à la suite de ce traitement le cœur se relevait ; alors nous suspendions l'emploi de la digitale, ou nous la donnions à une dose moindre (0,60, 0,50 ou 0,40).

Quand nous avions à craindre une dégénérescence graisseuse du cœur, ou quand nous étions en présence d'un athérome artériel très-prononcé, nous donnions la digitale à doses réfractées (0,40-0,60). Dans certains cas même, nous procédions en tâtonnant, et pour éviter l'action hyposthénisante de notre médicament, nous lui associions l'extrait de quinquina ou le thé au rhum.

Si l'œdème était trop considérable pour permettre à la digitale d'agir, nous faisions préalablement quelques ponctions dans le tissu cellulaire, et nous donnions des purgatifs.

En général, nous ne cherchions pas à prolonger l'action de la digitale, l'expérience nous ayant appris que de faibles doses administrées consécutivement et en grand nombre, ne donnent, malgré le prétendu *cumul* de certains auteurs, aucun résultat. De plus, l'organisme s'accoutume peu à peu au médicament, et lorsqu'à un moment donné le malade aura réellement besoin de recourir à la digitale, celle-ci ne pourra plus rien produire.

Ainsi, cette médication doit être surveillée avec le plus grand soin : c'est sur l'ensemble des signes de l'affaiblissement cardiaque qu'il faut se fonder, pour en régler l'emploi.

CHAPITRE V

CONCLUSIONS GÉNÉRALES

1° Ceux qui ont expérimenté la digitale sur des animaux sont arrivés à des résultats contradictoires : leurs conclusions sur les indications de ce traitement ne peuvent par conséquent être fondées. La clinique seule peut résoudre la question.

2° L'observation clinique nous démontre que la digitale est indiquée dans les seuls cas d'affaiblissement du cœur.

3° L'affaiblissement cardiaque se traduit par un abaissement de la tension artérielle, dû à la diminution du travail efficace du cœur gauche.

4° Le pouls n'inscrit pas toujours la tension artérielle : les modifications quantitatives et qualitatives des urines ainsi que les autres symptômes de l'affaiblissement du cœur doivent également entrer en ligne de compte pour estimer l'état de cette tension.

5° L'hypertrophie simple du cœur peut sans obstacle d'orifice et sans dégénérescence graisseuse, donner lieu à un affaiblissement de la systole, et par suite à une diminution de la tension artérielle.

6° La digitale est contre-indiquée, quand il ne s'agit pas de relever l'action du cœur.

7° Elle doit être administrée avec prudence, quand les affections cardiaques sont accompagnées d'athérome artériel et de lésions scléreuses des valvules (hémorrhagies cérébrales, embolies).

8° Elle peut ne pas agir :

a) Lorsque les désordres de la circulation ne tiennent pas seulement à l'état du cœur, mais à l'état des viscères hématopoiétiques (poumons, reins, foie, etc.) ;

b) Quand l'anasarque est trop considérable ;

c) Quand il existe un obstacle presque insurmontable à l'un des orifices du cœur ;

d) Quand la fibre musculaire est altérée ;

e) Quand il existe chez le malade une lésion de l'estomac ou du tube intestinal ;

f) Quand il y a des palpitations actives du cœur ;

g) Enfin il y a des cas où la digitale n'agit pas, et cela sans causes connues.

9° La préparation qui nous a toujours donné de très-bons résultats, est l'infusion ; on peut l'administrer à doses uniformes, mais pendant quelques jours seulement, sauf à y revenir, si les effets désirés sè font attendre.

NANCY. — Imprimerie nancéienne, 1, rue de la Pépinière, Direct. GÉBHART.

www.ingramcontent.com/pod-product-compliance
Ingram Content Group UK Ltd.
Pitfield, Milton Keynes, MK11 3LW, UK
UKHW021109290826
14628UKWH00014B/1547

9 782014 101430